实用检验技术与疾病诊断

主编 徐红天 赵丽丽 洪展桐 田 华

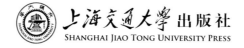

上海交通大学出版社
SHANGHAI JIAO TONG UNIVERSITY PRESS

内容提要

本书重点介绍了临床常用检验技术，包括红细胞检验、血小板检验、尿液检验、粪便检验、体液及分泌物检验等，内容涉及生化及生理、检测方法、标本要求与保存、参考区间、临床意义及注意事项等。本书可供临床检验工作者和临床医务工作者使用，对医学院校师生及其他实验室工作人员也有重要的参考价值。

图书在版编目（CIP）数据

实用检验技术与疾病诊断 / 徐红天等主编. 上海 ：上海交通大学出版社，2022.8

ISBN 978-7-313-27621-6

Ⅰ．①实… Ⅱ．①徐… Ⅲ．①医学检验②诊断学
Ⅳ．①R446②R44

中国版本图书馆CIP数据核字（2022）第185792号

实用检验技术与疾病诊断
SHIYONG JIANYAN JISHU YU JIBING ZHENDUAN

主　编：徐红天　赵丽丽　洪展桐　田　华

出版发行：上海交通大学出版社　　　　　　　　地　　址：上海市番禺路951号

邮政编码：200030　　　　　　　　　　　　　　电　　话：021-64071208

印　　制：广东虎彩云印刷有限公司

开　　本：710mm×1000mm　1/16　　　　　　经　　销：全国新华书店

字　　数：215千字　　　　　　　　　　　　　　印　　张：12.75

版　　次：2023年1月第1版　　　　　　　　　　插　　页：2

书　　号：ISBN 978-7-313-27621-6　　　　　　印　　次：2023年1月第1次印刷

定　　价：128.00元

◎ 徐红天

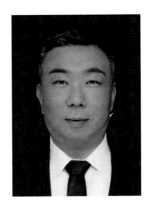

　　副主任技师，毕业于山东大学医学检验专业，现就职于山东中医药大学第二附属医院检验科，现任山东省中医药学会检验医学分会委员、山东省中西医结合学会检验医学分会委员。擅长临床免疫学检验，临床生化检验，临床微生物检验等。多次获得"先进个人""优秀工作者"等荣誉称号。发表医学论文6篇，拥有国家专利2项。

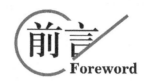

前言
Foreword

在经济全球化、市场国际化的今天,我们已步入生命科学、信息技术和知识经济的时代。越来越多的现代物理技术、化学技术、生物技术应用到医学领域,一些临床检验新理论、新思维、新技术、新方法应运而生。因此,临床实验室提供的医学检验信息的作用越来越大,占患者全部诊疗信息的 60% 以上,医学检验已经成为医疗机构的重要部门,被誉为临床医学的"侦察兵"。但随着现代化检验仪器不断发展,临床检验的项目越来越多,检验人员逐渐依赖于自动化仪器,对检验方法的原理和临床应用了解越来越少。为了更好地为临床和患者服务,提高检验医学的整体实力,我们组织了长期工作于临床检验一线的医务人员,在结合最新研究进展的基础上,编写了《实用检验技术与疾病诊断》一书。

本书在编写上注重实用、前瞻、严谨,重点介绍了临床常用检验技术,包括红细胞检验、血小板检验、尿液检验、粪便检验、体液及分泌物检验等,内容涉及生化及生理、检测方法、标本要求与保存、参考区间、临床意义及注意事项等。本书简明实用、结构合理,在内容的选取方面独具特色,致力于反映最新的检验诊断理念和诊断标准,具有较高的实用价值。本书可供临床检验工作者和临床医务工作者使用,对医学院校师生及其他实验室工作人员也有重要的参考价值。

由于检验医学内容繁多,加之编者日常工作繁重、编写时间紧张、编写经验有限,在编写过程中难免存在局限性,书中出现的各种疏漏甚或谬误恳请广大读者见谅,并望批评指正,以便再版时修正。

《实用检验技术与疾病诊断》编委会
2022 年 6 月

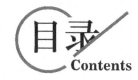

Contents

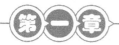

红细胞检验

第一节　血红蛋白测定

血红蛋白(hemoglobin,Hb)为成熟红细胞的主要成分,在人体中幼、晚幼红细胞和网织红细胞中合成,由血红素和珠蛋白组成结合蛋白质,相对分子质量为64 458。每个血红蛋白分子含有4条珠蛋白肽链,每条肽链结合1个亚铁血红素,形成具有四级空间结构四聚体。亚铁血红素无种属特异性,由Fe^{2+}和原卟啉组成。Fe^{2+}位于原卟啉中心,有6个配位键,其中4个分别与原卟啉分子中4个吡咯N原子结合,第5个与珠蛋白肽链的F肽段第8个氨基酸(组氨酸)的咪唑基结合,第6个配位键能可逆地与O_2和CO_2结合。当某些强氧化剂将血红蛋白Fe^{2+}氧化成Fe^{3+}时,则失去携氧能力。珠蛋白具有种属特异性,其合成与氨基酸排列受独立的基因编码控制。每个珠蛋白分子由2条α类链与2条非α类链组成,非α类链包括β、γ、δ、ε等。人类不同时期血红蛋白的种类、肽链组成和比例不同(表1-1)。

表 1-1　不同时期血红蛋白种类、肽链组成和比例

时期	种类	肽链	比例
胚胎时期	血红蛋白 Gower-1(Hb Gower-1)	$\xi_2\varepsilon_2$	
	血红蛋白 Gower-2(Hb Gower-2)	$\alpha_2\xi_2$	
	血红蛋白 Portland(Hb Portland)	$\xi_2\gamma_2$	
胎儿时期	胎儿血红蛋白(HbF)	$\alpha_2\gamma_2$	新生儿>70%,1岁后<2%
成人时期	血红蛋白 A(HbA)	$\alpha_2\beta_2$	90%以上
	血红蛋白 A2(HbA2)	$\alpha_2\delta_2$	2%～3%
	胎儿血红蛋白(HbF)	$\alpha_2\gamma_2$	<2%

血红蛋白在红细胞中以多种状态存在。生理条件下,99%血红蛋白铁呈 Fe^{2+} 状态,称为还原血红蛋白;Fe^{2+} 状态的血红蛋白可与 O_2 结合,称为氧合血红蛋白;如果 Fe^{2+} 被氧化成 Fe^{3+},称为高铁血红蛋白。如第 6 个配位键被 CO 占据,则形成碳氧血红蛋白(carboxyhemoglobin,HbCO),其比 O_2 的结合力高 240 倍;如被硫占据(在含苯肼和硫化氢的环境中)则形成硫化血红蛋白(sulfhemoglobin,SHb),这些统称为血红蛋白衍生物。

血红蛋白测定方法有多种,现多采用比色法,常用方法有氰化高铁血红蛋白(hemiglobincyanide,HiCN)测定法、十二烷基硫酸钠血红蛋白(sodium dodecyl sulfate hemoglobin,SDS-Hb)测定法、叠氮高铁血红蛋白(hemiglobin azide,HiN_3)测定法、碱羟血红蛋白(alkaline haematin detergent,AHD_{575})测定法和溴代十六烷基三甲胺(cetyltrimethylammonium bromide,CTAB)血红蛋白测定法等。HiCN 测定法为目前最常用血红蛋白测定方法,1966 年,国际血液学标准化委员会(International Council for Standardization in Haematology,ICSH)推荐其作为血红蛋白测定标准方法。1978 年,国际临床化学联合会(International Federation of Clinical Chemistry,IFCC)和国际病理学会(International Academy of Pathology,IAP)联合发表的国际性文件中重申了 HiCN 法。HiCN 法也是 WHO 和 ICSH 推荐的血红蛋白测定参考方法。本节重点介绍 HiCN 测定法。

一、检测原理

HiCN 法是在 HiCN 转化液中,红细胞被溶血剂破坏后,高铁氰化钾可将各种血红蛋白(SHb 除外)氧化为高铁血红蛋白(Hi),Hi 与氰化钾中 CN-结合生成棕红色氰化高铁血红蛋白(HiCN)。HiCN 最大吸收峰为 540 nm。在特定条件下,毫摩尔吸收系数为 44 L/(mmol·cm),根据测得吸光度,利用毫摩尔吸收系数计算或根据 HiCN 参考液制作标准曲线,即可求得待测标本血红蛋白浓度。

HiCN 转化液有多种,较为经典的有都氏(Drabkin's)液和文-齐(van Kampen and Zijlstra)液。WHO 和我国卫生行业标准 WS/T341-2011《血红蛋白测定参考方法》推荐使用文-齐液。血红蛋白转化液成分与作用见表1-2。

二、操作步骤

(一)直接测定法

(1)加转化液:在试管内加入 HiCN 转化液。

表1-2　血红蛋白转化液成分与作用

稀释液	试剂成分	作用
都氏液	$K_3Fe(CN)_6$、KCN	形成 HiCN
	$NaHCO_3$	碱性,防止高球蛋白致标本浑浊
文-齐液	$K_3Fe(CN)_6$、KCN	形成 HiCN
	非离子型表面活性剂	溶解红细胞、游离血红蛋白,防止标本浑浊
	KH_2PO_4(无水)	维持 pH 在 7.2 ± 0.2,防止高球蛋白致标本浑浊

(2)采血与转化:取全血加入试管底部,与转化液充分混匀,静置一定时间。

(3)测定吸光度:用符合 WHO 标准的分光光度计,波长 540 nm、光径 1.0 cm,以 HiCN 试剂调零,测定标本吸光度。

(4)计算:换算成单位体积血液内血红蛋白浓度。

(二)参考液比色测定法

如无符合 WHO 标准分光光度计,则采用此法。

(1)按直接测定法(1)～(3)步骤测定标本吸光度。

(2)制作 HiCN 参考液标准曲线:将 HiCN 参考液倍比稀释成多种浓度的血红蛋白液,按标本测定条件分别测定吸光度,绘制标准曲线。通过标准曲线查出待测标本血红蛋白浓度。

三、方法评价

血红蛋白测定方法评价见表1-3。

表1-3　血红蛋白测定方法评价

方法	优点	缺点
HiCN	操作简便、快速,除 SHb 外均可被转化,显色稳定;试剂及参考品易保存,便于质量控制;已知吸收系数,为参考方法。测定波长 540 nm	①KCN 有剧毒;②高白细胞和高球蛋白可致浑浊;③HbCO 转化慢
SDS-Hb	试剂无公害,操作简便,呈色稳定,准确度和精密度高,为次选方法。测定波长 538 nm	①SDS-Hb 消光系数未确定,标准曲线制备或仪器校正依赖 HiCN 法;②SDS 质量差异性大;③SDS 溶血性强,破坏白细胞,不适于溶血后同时计数白细胞
HiN_3	显色快且稳定,准确度和精密度较高,试剂毒性低(为 HiCN 法的 1/7)。测定波长 542 nm	①HbCO 转化慢;②试剂有毒

续表

方法	优点	缺点
AHD$_{575}$	试剂简单无毒,显色稳定。准确度和精密度较高。以氯化血红素为标准品,不依赖 HiCN 法。测定波长 575 nm	①测定波长 575 nm,不便于自动化分析;②采用氯化血红素作标准品纯度达不到标准
CTAB	溶血性强,但不破坏白细胞	精密度和准确度较上法略低

四、质量管理

(一)检验前管理

1.器材

(1)分光光度计校准:分光光度计波长、吸光度、灵敏度、稳定性、线性和准确度均应校正。波长:误差<±1 nm;杂光影响仪器线性、灵敏度和准确性,应采用镨钕滤光片校正:杂光水平控制在1.5%以下;HiCN 参考品法:$A_{\lambda540\ nm}/A_{\lambda504\ nm}=1.590\sim1.630$。

(2)比色杯光径 1.000 cm,允许误差为≤±0.5%,用 HiCN 试剂作空白,波长为 710~800 nm,吸光度应 HiCN<0.002。

(3)微量吸管及玻璃刻度吸管规格应符合要求或经校正。

(4)制作标准曲线或标定 K 值:每更换 1 次转化液或仪器使用一段时间后应重新制作标准曲线或标定 K 值。

2.试剂

(1)HiCN 转化液:应使用非去离子蒸馏水配制,pH 为 7.0~7.4,滤纸过滤后 $A_{10\ mm}^{\lambda540nm}<0.001$;用有塞棕色硼硅玻璃瓶避光储存于 4~10 ℃,储存在塑料瓶可致 CN-丢失,冰冻保存可因结冰致高铁氰化钾还原失效;变绿或浑浊不能使用;血红蛋白(除 SHb 和 HbCO 外)应在 5 分钟内完全转化;配制试剂应严格按照剧毒品管理程序操作。

(2)HiCN 参考液(标准液):纯度应符合 ICSH 规定的扫描图形,即在 450~750 nm 波长范围,吸收光谱应符合波峰在 540 nm、波谷在 504 nm、$A_{\lambda540\ nm}/A_{\lambda504\ nm}$ 为 1.590~1.630 和 $A_{\lambda750\ nm}\leqslant0.003$;无菌试验(普通和厌氧培养)阴性;精密度 CV≤0.5%;准确度:以 WHO 和 HiCN 参考品为标准,测定值与标示值之差 ≤±0.5%;稳定性:3 年内不变质、测定值不变;棕色瓶分装,每支不少于 10 mL;在有效期内 $A_{\lambda540\ nm}/A_{\lambda504\ nm}$ 为 1.590~1.630。

(3)HiCN 工作参考液:测定值与标定值之差≤±1%。其他要求同参考液。

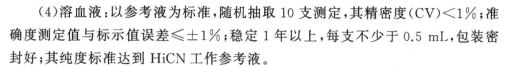

(4)溶血液:以参考液为标准,随机抽取 10 支测定,其精密度(CV)<1%;准确度测定值与标示值误差≤±1%;稳定 1 年以上,每支不少于 0.5 mL,包装密封好;其纯度标准达到 HiCN 工作参考液。

3.其他

标本采集等要求同红细胞计数。临床实验室标准委员会(CLSI)推荐采用 EDTA 抗凝静脉血。

(二)检验中管理

1.标本因素

(1)血浆中脂质或蛋白质(异常球蛋白)含量增高、白细胞>20×10⁹/L、PLT>700×10⁹/L、HbCO 增高,因浊度增加引起血红蛋白假性增高。因白细胞过多引起的浑浊,可离心后取上清液比色;如为球蛋白异常增高所致,可向转化液中加入少许固体 NaCl(约为 0.25 g)或 K_2CO_3(约为 0.1 g),混匀后可使溶液澄清。

(2)HbCO 转化为 HiCN 的速度较慢,可达数小时,加大试剂中 $K_3Fe(CN)_6$ 的用量(×5),转化时间可为 5 分钟,且不影响检测结果。

2.其他

(1)转化液稀释倍数应准确。

(2)红细胞应充分溶解。

(3)应定期检查标准曲线和换算常数 K。

3.IQC 及 EQA

(1)国际通用评价方法:血红蛋白允许总误差是靶值±7%。

(2)质量控制物:枸橼酸-枸橼酸钠-葡萄糖(acid citrate dextrose,ACD)抗凝全血质控物可用于多项血细胞参数的质量控制;醛化半固定红细胞可用于红细胞和血红蛋白质量控制;溶血液、冻干全血可用于单项血红蛋白质量控制。其中,定值溶血液适用于手工法血红蛋白质量控制。

(三)检验后管理

1.标本因素

某些因素可影响检测结果,如大量失血早期,主要是全身血容量减少,而血液浓度改变很少,红细胞和血红蛋白检测结果很难反映贫血存在。如各种原因所致脱水或水潴留,影响血浆容量,造成血液浓缩或稀释,红细胞和血红蛋白检测结果增加或减少,影响临床判断。

2.废液处理

检测完毕后,将废液集中于广口瓶中,以水 1∶1 稀释废液,再向每升稀释废液中加入 35 mL 次氯酸钠溶液(或 40 mL"84"消毒液),混匀后敞开容器口放置 15 小时以上才能进一步处理。HiCN 废液不能与酸性溶液混合,因氰化钾遇酸可产生剧毒的氢氰酸气体。

五、临床应用

(一)参考范围

红细胞及血红蛋白参考范围见表1-4。

表 1-4　红细胞及血红蛋白参考范围

人群	红细胞($\times 10^{12}/L$)	血红蛋白(g/L)
成年男性	4.09~5.74	131~172
成年女性	3.68~5.13	113~151
新生儿	5.2~6.4	180~190
婴儿	4.0~4.3	110~12
儿童	4.0~4.5	120~140
老年男性(>70岁)		94~122
老年女性(>70岁)		87~112

(二)临床意义

血红蛋白测定与红细胞计数临床意义相似,但某些贫血两者减少程度可不一致;红细胞计数可判断红细胞减少症和红细胞增多症,判断贫血程度时血红蛋白测定优于红细胞计数。因此,两者同时测定更具临床应用价值。

1.生理变化

(1)生理性增高:见于机体缺氧状态,如高原生活、剧烈体力活动等;肾上腺素增高,如冲动、兴奋和恐惧等情绪波动;长期重度吸烟;雄激素增高(如成年男性高于女性);日内上午 7 时最高;静脉压迫时间>2分钟增高10%;毛细血管血比静脉血高10%~15%;应用毛果芸香碱、钴、肾上腺素、糖皮质激素药物等,红细胞一过性增高。

(2)生理性减低:见于生理性贫血,如 6 个月到 2 岁婴幼儿为造血原料相对不足所致,老年人为造血功能减退所致,孕妇为血容量增加、血液稀释所致;长期饮酒约减少 5%。生理因素影响与同年龄、性别人群的参考范围相比,一般波动在±20%以内。

2.病理性变化

(1)病理性增高:成年男性红细胞>$6.0\times 10^{12}/L$,血红蛋白>170 g/L;成年女性红细胞$>6.5×10^{12}/L$,血红蛋白>160 g/L 为红细胞和血红蛋白增高。①相对增高:见于呕吐、高热、腹泻、多尿、多汗、水摄入严重不足和大面积烧伤等因素造成暂时性血液浓缩。②继发性增高:见于缺氧所致 EPO 代偿性增高疾病,如慢性心肺疾病、异常血红蛋白病和肾上腺皮质功能亢进等;病理性 EPO 增高疾病,如肾癌、肝细胞癌、卵巢癌、子宫肌瘤和肾积水等。③原发性增高:见于真性红细胞增多症和良性家族性红细胞增多症等。

(2)病理性减低:各种病理因素所致血红蛋白、红细胞压积、红细胞低于参考范围下限,称为贫血。贫血诊断标准见(表1-5)。根据病因和发病机制贫血可分为三大类(表1-6)。此外,某些药物可致红细胞数量减少引起药物性贫血。

表 1-5 贫血诊断标准(海平面条件)

	血红蛋白(g/L)	红细胞压积	红细胞($×10^{12}/L$)
成年男性	120	0.40	4.0
成年女性	110(孕妇低于100)	0.35	3.5
出生10天以内新生儿	145		
1月以上婴儿	90		
4月以上婴儿	100		
6个月至6岁儿童	110		
6~14岁儿童	120		

表 1-6 贫血根据病因及发病机制分类

病因及发病机制	常见疾病
红细胞生成减少	
骨髓造血功能障碍	
干细胞增殖分化障碍	再生障碍性贫血,单纯红细胞再生障碍性贫血,急性造血功能停滞,骨髓增生异常综合征等
骨髓被异常组织侵害	骨髓病性贫血,如白血病、多发性骨髓瘤、骨髓纤维化、骨髓转移癌等
骨髓造血功能低下	继发性贫血,如肾病、肝病、慢性感染性疾病、内分泌疾病等
造血物质缺乏或利用障碍	
铁缺乏或铁利用障碍	缺铁性贫血,铁粒幼细胞性贫血等
维生素 B_{12} 或叶酸缺乏	巨幼细胞贫血等
红细胞破坏过多	
红细胞内在缺陷	
红细胞膜异常	遗传性球形、椭圆形、口形红细胞增多症,PNH

病因及发病机制	常见疾病
红细胞酶异常	葡萄糖-6-磷酸脱氢酶缺乏症,丙酮酸激酶缺乏症等
血红蛋白异常	珠蛋白生成障碍性贫血,异常血红蛋白病,不稳定血红蛋白病
红细胞外在异常	
免疫溶血因素	自身免疫性,新生儿同种免疫性,药物诱发,血型不合输血等
理化感染等因素	微血管病性溶斑性贫血,化学物质、药物、物理、生物因素所致溶血
其他	脾功能亢进
红细胞丢失增加	
急性失血	大手术,严重外伤,脾破裂,异位妊娠破裂等
慢性失血	月经量多,寄生虫感染(钩虫病),痔疮等

红细胞计数和血红蛋白测定的医学决定水平为:当红细胞>6.8×10^{12}应采取治疗措施;红细胞<3.5×10^{12}/L为诊断贫血界限。临床上,常以血红蛋白量判断贫血程度,血红蛋白<120 g/L(女性血红蛋白<110 g/L)为轻度贫血;血红蛋白<90 g/L为中度贫血;血红蛋白<60 g/L为重度贫血;血红蛋白<30 g/L为极重度贫血;当红细胞<1.5×10^{12}/L,血红蛋白<45 g/L时,应考虑输血。

第二节　红细胞压积测定

红细胞压积是在规定条件下离心沉淀压紧红细胞在全血中所占体积比值。

一、检验原理

(一)微量法

一定量抗凝血液,经一定速度和时间离心沉淀后,计算压紧红细胞体积占全血容积的比例,即为红细胞压积。

(二)温氏法(Wintrobe 法)

温氏法与微量法同属离心沉淀法,微量法用高速离心,温氏法则为常量、中速离心。

(三)电阻抗法

电阻抗法为专用微量红细胞压积测定仪。根据血细胞相对于血浆为不良导体的特性,先用仪器测定标准红细胞含量的全血电阻抗值,再以参考方法测定其红细胞压积,计算出红细胞压积与电阻抗值之间的数量关系(校正值),再利用待测标本测定电阻抗值间接算出标本红细胞压积。

(四)其他方法

放射性核素法、比重计法、折射仪法和黏度计法等。

二、操作步骤

微量法。①采血:常规采集静脉 EDTA-K$_2$ 抗凝血;②吸血:用虹吸法将血液吸入专用毛细管;③封口:将毛细管吸血端垂直插入密封胶封口;④离心:毛细管置于离心机,以一定相对离心力(relative centrifugal force,RCF)离心数分钟;⑤读数:取出毛细管,置于专用读数板中读数,或用刻度尺测量红细胞柱(以还原红细胞表层的红细胞高度为准)、全血柱长度,计算两者比值即为红细胞压积。如红细胞压积>0.5 时,须再离心 5 分钟。

三、方法评价

临床常用红细胞压积检测方法评价见表 1-7。

表 1-7　常用红细胞压积检测方法评价

方法	优点	缺点
微量法	快速(5 分钟)、标本用量小、结果准确、重复性好,可批量检测。WHO 推荐参考方法	血浆残留少,需微量血液离心机
微量法(计算法)	ICSH(2003)推荐为候选参考方法,可常规用于红细胞压积测定校准,红细胞压积=(离心红细胞压积-1.011 9)/0.973 6	需用参考方法测定全血血红蛋白和红细胞压积血红蛋白浓度。
温氏法	操作简单,无须特殊仪器,广泛应用	不能完全排除残留血浆,需单独采血,用血量大
血液分析仪法	简便、快速、精密度高,无须单独采血	需定期校正仪器
放射性核素法	准确性最高,曾被 ICSH 推荐为参考方法	操作烦琐,不适用于临床批量标本常规检测

四、质量管理

(一)检验前管理

(1)器材:应清洁干燥。CLSI 规定专用毛细管规格应符合要求[长为(75±

0.5)mm,内径为(1.155±0.085)mm,管壁厚度为 0.20 mm,允许误差为 0.18～0.23 mm,刻度清晰]。密封端口底必须平滑、整齐。离心机离心半径应>8.0 cm,能在 30 秒内加速到最大转速,在转动圆周边 RCF 为 10 000～15 000 g时,转动 5 分钟,转盘温度不超过 45 ℃。

(2)采血:空腹采血,以肝素或 EDTA-K$_2$ 干粉抗凝,以免影响红细胞形态和改变血容量。采血应顺利,静脉压迫时间超过 2 分钟可致血液淤积和浓缩,最好不使用压脉带。应防止组织液渗入、溶血或血液凝固。

(3)CLSI 规定标本应储存在(22±4)℃,并在 6 小时内检测。

(二)检验中管理

1.操作因素

(1)注血:抗凝血在注入离心管前应反复轻微振荡,使血红蛋白与氧充分接触;注入时应防止气泡产生。吸入血量在管长 2/3 处为宜;用优质橡皮泥封固(烧融封固法会破坏红细胞),确保密封。

(2)离心速度和时间:CLSI 和 WHO 建议微量法 RCF 为 10 000～15 000 g,RCF(g)=1.118×有效离心半径(cm)×(r/min)^2。

(3)放置毛细管的沟槽应平坦,胶垫应富有弹性。一旦发生血液漏出,应清洁离心盘后重新测定。

(4)结果读取与分析:应将毛细管底部红细胞基底层与标准读数板基线(0 刻度线)重合,读取自还原红细胞层以下红细胞高度。同一标本 2 次测定结果之差不可>0.015。

2.标本因素

(1)红细胞增多(症)、红细胞形态异常时(如小红细胞、椭圆形红细胞或镰状红细胞)可致血浆残留量增加,红细胞压积假性增高,WHO 建议这类标本离心时间应至少延长 3 分钟。

(2)溶血和红细胞自身凝集可使红细胞压积假性降低。

(三)检验后管理

如离心后上层血浆有黄疸或溶血现象应予以报告,以便临床分析。必要时可参考红细胞、血红蛋白测定结果,以核对红细胞压积测定值的可靠性。

五、临床应用

(一)参考范围

微量法:成年男性 0.380～0.508,成年女性 0.335～0.450。

（二）临床意义

（1）红细胞压积增高或降低：其临床意义见表1-8。红细胞压积与红细胞、MCV和血浆量有关。红细胞数量增多、血浆量降低或两者兼有可致红细胞压积增高；反之红细胞压积降低。

表 1-8　红细胞压积测定临床意义

红细胞压积	原因
增高	血浆量减少：液体摄入不足、大量出汗、严重腹泻或呕吐、多尿、大面积烧伤
	红细胞增多：真性红细胞增多症、缺氧、肿瘤、EPO增多
降低	血浆量增多：竞技运动员、妊娠、原发性醛固酮增多症、补液过多
	红细胞减少：各种原因的贫血、出血

（2）作为临床补液量参考：各种原因致机体脱水，红细胞压积均增高，补液时应监测红细胞压积，当红细胞压积恢复正常时表示血容量得到纠正。

（3）用于贫血的形态学分类：计算红细胞平均体积和红细胞平均血红蛋白浓度。

（4）作为真性红细胞增多症的诊断指标：当红细胞压积＞0.7，红细胞为（7～10）×10^{12}/L和血红蛋白＞180 g/L时即可诊断。

（5）作为血液流变学指标：增高表明红细胞数量偏高，全血黏度增加。严重者表现为高黏滞综合征，易致微循环障碍、组织缺氧，故可辅助监测血栓前状态。

红细胞、血红蛋白、红细胞压积每个参数均可作为贫血或红细胞增多的初筛指标，由于临床产生贫血的原因不同，其红细胞数量、大小和形态改变各有特征，因此，必须联合检测和综合分析，才可获得更有价值的临床信息。

第三节　红细胞平均指数测定

红细胞平均指数（值）包括平均红细胞体积、平均红细胞血红蛋白含量、平均红细胞血红蛋白浓度3项指标，是依据红细胞、血红蛋白、红细胞压积三个参数间接计算出来的，能较深入地反映红细胞内在特征，为贫血鉴别诊断提供更多线索。

一、检验原理

对同一抗凝血标本同时进行红细胞、血红蛋白和红细胞压积测定,再按下列公式计算3种红细胞平均指数。

(一)平均红细胞体积

平均红细胞体积(mean corpuscular volume,MCV)是指红细胞群体中单个红细胞体积的平均值。单位:飞升(fL,1 fL＝10^{-15} L)。

$$MCV = \frac{红细胞压积}{红细胞} \times 10^{15} (fL)$$

(二)平均红细胞血红蛋白含量

平均红细胞血红蛋白含量(mean corpuscular hemoglobin,MCH)是指红细胞群体中单个红细胞血红蛋白含量的平均值。单位:皮克(pg,1 pg＝10^{-12} g)。

$$MCH = \frac{血红蛋白}{红细胞} \times 10^{12} (pg)$$

(三)平均红细胞血红蛋白浓度

平均红细胞血红蛋白浓度(mean corpuscular hemoglobin concentration,MCHC)是指红细胞群体中单个(全部)红细胞血红蛋白含量的平均值。单位:g/L。

$$MCHC = \frac{血红蛋白}{红细胞压积} (g/L)$$

二、操作步骤

红细胞计数、血红蛋白和红细胞压积测定参见本章相关内容。

三、方法评价

手工法红细胞平均指数测定不需特殊仪器,但计算费时,又易出错。

四、质量管理

红细胞平均指数是根据红细胞、血红蛋白、红细胞压积结果演算而来,其准确性受此三个参数的影响,因此,必须采用同一抗凝血标本同时测定红细胞、血红蛋白和红细胞压积。此外,红细胞平均值只表示红细胞总体平均值,"正常"并不意味着红细胞无改变,如溶血性贫血、白血病性贫血属正细胞性贫血,但红细胞可有明显大小不均和异形,须观察血涂片才能得出较为准确的诊断。

五、临床应用

(一)参考范围

MCV、MCH、MCHC 参考范围见表 1-9。

表 1-9 MCV、MCH、MCHC 参考范围

人群	MCV(fL)	MCH(pg)	MCHC(g/L)
成年人	80～100	26～34	320～360
1～3 岁	79～104	25～32	280～350
新生儿	86～120	27～36	250～370

(二)临床意义

依据 MCV、MCH、MCHC 3 项指标有助于贫血观察,对贫血的形态学分类有鉴别作用(表 1-10)。如缺铁性贫血和珠蛋白生成障碍性贫血都表现为小细胞低色素性贫血,但前者在血涂片上可见红细胞明显大小不均。如缺铁性贫血合并巨幼细胞贫血表现为小红细胞和大红细胞明显增多,但 MCV、MCH 正常。

表 1-10 MCV、MCH、MCHC 在贫血分类中的意义

指数	临床应用		
	正常	增高	减低
MCV	大部分贫血:如慢性炎症、慢性肝肾疾病、内分泌疾病、消化不良、吸收不良、恶性肿瘤所致贫血、急性失血和溶血性贫血、部分再生障碍性贫血	巨幼细胞贫血、吸烟、肝硬化、酒精中毒;同时出现小红细胞和大红细胞疾病,如缺铁性贫血合并巨幼细胞贫血,免疫性溶血性贫血、微血管病性溶血性贫血	铁、铜、维生素 B_6 缺乏性贫血,铁缺乏最常见
MCH	同上	叶酸、维生素 B_{12} 缺乏等所致大细胞性贫血	铁、铜、维生素 B_6 缺乏性贫血
MCHC	同上,大多数都正常	遗传性球形红细胞增多症、高滴度冷凝集素	铁、铜、维生素 B_6 缺乏性贫血,血红蛋白假性降低或红细胞压积假性增高

第四节　红细胞沉降率测定

红细胞沉降率(erythrocyte sedimentation rate,ESR)简称血沉,是指在一定条件下,离体抗凝血在静置过程中,红细胞自然下沉的速率。红细胞膜表面唾液酸带负电荷,可在红细胞表面形成 zeta 电位,彼此相互排斥,形成 25 nm 间距,因此,具有一定悬浮流动性,下沉缓慢。红细胞下沉过程分为 3 个时段。①红细胞缗钱状聚集期:约需 10 分钟;②红细胞快速沉降期:约 40 分钟;③红细胞堆积期:约需 10 分钟。此期红细胞下降缓慢,逐渐紧密堆积于容器底部。

一、检测原理

(一)魏氏(Westergren)法

将枸橼酸钠抗凝血置于特制刻度血沉管内,垂直立于室温中,因红细胞比重大于血浆,在离体抗凝血中能克服血浆阻力下沉。1 小时读取红细胞上层血浆的高度值(mm/h),即代表红细胞沉降率。

(二)自动血沉仪法

根据红细胞下沉过程中血浆浊度的改变,采用光电比浊、红外线扫描或摄影法动态检测红细胞下沉各个时段红细胞与血浆界面处血浆的透光度。微电脑显示并自动打印血沉结果以及红细胞下沉高度(H)与对应时间(t)的 H-t 曲线。

二、操作步骤

(一)魏氏法

1.采血

采集 1:4 枸橼酸钠抗凝静脉血。

2.吸血

用魏氏血沉管吸取充分混匀的抗凝血。

3.直立血沉管

将血沉管垂直立于血沉架,室温静置。

4.读数

1 小时准确读取红细胞下沉后上层血浆的高度值(mm/h),即为 ESR。

(二)自动血沉仪法

目前临床广泛应用的自动血沉仪主要有两种类型。

1.温氏法血沉仪

采用温氏法塑料血沉管测定1:4枸橼酸钠抗凝静脉血。仪器每45秒扫描1次,30分钟后报告温氏法和换算后的魏氏法两种结果;并打印H-t曲线。

2.魏氏法血沉仪

1:4枸橼酸钠抗凝静脉血放入测定室后,仪器自动定时摄像或用红外线扫描。将红细胞下沉过程中血浆浊度变化进行数字转换,1小时后根据成像情况及数字改变计算血浆段高度,经数据处理报告魏氏法血沉结果(mm/h)。

三、方法评价

(一)魏氏法

魏氏法为传统手工法,也是 ICSH 推荐的参考方法。ICSH、CLSI 以及 WHO 均有血沉检测标准化文件。ICSH(1993 年)和 CLSI H2-A4(2000 年)方法,均以魏氏法为基础,对血沉测定参考方法或标准化方法制定操作规程,对血沉管规格、抗凝剂使用、血液标本制备和检测方法等重新做了严格规定。魏氏法操作简便,只反映血沉终点变化,耗时、易造成污染、缺乏特异性,一次性血沉测定器材成本高、质量难以保证。温氏法则按红细胞压积测定方法要求采血,通过血沉方程 K 值计算,克服了贫血对结果影响,多用于血液流变学检查。

(二)自动血沉仪法

操作简单,可动态检测血沉全过程,且自动、微量、快速、重复性好、不受环境温度影响,适于急诊患者。温氏法血沉仪测试时将血沉管倾斜,势必造成人为误差。CLSI 建议血沉仪法可采用 EDTA 抗凝血,即可与血液分析仪共用1份抗凝血标本,并采用密闭式采血系统,但尚未广泛应用。

四、质量管理

(一)检验前

1.生理因素

患者检查前应控制饮食,避免一过性高脂血症使 ESR 加快。

2.药物影响

输注葡萄糖、白明胶和聚乙烯吡咯烷酮等,2 天内不宜做 ESR 检验。

3.标本因素

静脉采血应在 30 秒内完成,不得有凝血、溶血、气泡,不能混入消毒液;枸橼酸钠(0.109 mmol/L,AR 级)应新鲜配制(4 ℃保存 1 周),与血液之比为 1∶4,混匀充分;标本室温下放置<4 小时,4 ℃保存<12 小时,测定前应置室温平衡至少 15 分钟(CLSI 建议)。

4.器材

应清洁干燥。魏氏血沉管应符合 ICSH 规定标准,即:管长(300.0±1.5) mm;两端相通,端口平滑,表面自上而下刻有规范的 0~200 mm 刻度,最小分度值为 1 mm(误差≤0.02 mm);管内径为(2.55±0.15) mm,内径均匀误差≤0.05 mm。

(二)检验中

1.操作因素

(1)吸血:吸血量应准确,避免产生气泡。

(2)血沉管装置:严格垂直(CLSI 规定倾斜不能超过 2°)、平稳放置,并防止血液外漏。如血沉管倾斜,血浆沿一侧管壁上升,红细胞则沿另一侧管壁下沉,受到血浆逆阻力减小,下沉加快(倾斜 3°,ESR 可增加 30%)。

(3)测定温度:要求为 18~25 ℃,室温过高应查血沉温度表校正结果,室温低于 18 ℃应放置 20 ℃恒温箱内测定。

(4)测定环境:血沉架应避免直接光照、移动和振动。

(5)测定时间:严格控制在(60±1)分钟读数。

(6)质控方法:ICSH 规定 ESR 测定参考方法的质控标本为 EDTA 抗凝静脉血,红细胞压积≤0.35,血沉值在 15~105 mm/h 之间,测定前至少颠倒混匀 12 次(CLSI 推荐),按"常规工作方法"同时进行测定。用参考方法测其 95%置信区间应控制在误差<±0.5 mm/h。

2.标本因素

(1)血浆因素:与血浆蛋白质成分及比例有关,使血沉加快的主要因素是带正电荷大分子蛋白质,其削弱红细胞表面所带负电荷,使红细胞发生缗钱状聚集,红细胞总表面积减少,受到血浆逆阻力减小,且成团红细胞质量超过了血浆阻力,因而下沉。带负电荷小分子蛋白质作用则相反。

(2)红细胞因素:包括红细胞数量、大小、厚度和形态等。总之,血浆因素对血沉影响较大,红细胞因素影响较小。影响血沉的因素见表 1-11。

表 1-11 影响血沉测定结果血浆和红细胞因素

内在因素	影响因素
血浆	
ESR 增快	①纤维蛋白原(作用最强)、异常克隆性免疫球蛋白、γ、α、β球蛋白和急性时相反应蛋白(α1-AT、α₂-M、Fg)等;②胆固醇和甘油三酯等;③某些病毒、细菌、代谢产物、药物(输注葡萄糖、白明胶、聚乙烯吡咯烷酮等)和抗原抗体复合物
ESR 减慢	清蛋白、磷脂酰胆碱和糖蛋白等
红细胞	
数量减少	表面积减少,血浆阻力减小,ESR 增快
数量增多	表面积增多,血浆阻力增大,ESR 减慢
形态异常	①球形、镰状红细胞增多或大小不均,不易形成缗钱状,表面积增大,ESR 减慢;②靶形红细胞增多,红细胞直径大、薄,易形成缗钱状,表面积减小,ESR 增快

(三)检验后

因血沉变化大多数由血浆蛋白质变化所致,这种变化对血沉影响持续。因此,复查血沉的时间至少应间隔1周。

五、临床应用

(一)参考范围

魏氏法:成年男性<15 mm/h,成年女性<20 mm/h。

(二)临床意义

ESR 用于疾病诊断缺乏特异性,也不能作为健康人群筛检指标,但用于某些疾病活动情况监测、疗效判断和鉴别诊断具有一定参考价值。

1.生理性加快

(1)年龄与性别:新生儿因纤维蛋白原含量低而红细胞数量较高,血沉较慢(≤2 mm/h)。12岁以下儿童因生理性贫血血沉稍快,但无性别差异。成年人,尤其50岁后,纤维蛋白原含量逐渐升高,血沉增快,且女性高于男性(女性平均5年递增2.8 mm/h,男性递增0.85 mm/h)。

(2)女性月经期:子宫内膜损伤及出血,纤维蛋白原增加,血沉较平时略快。

(3)妊娠与分娩:妊娠期3个月直至分娩3周后,因贫血、纤维蛋白原增加、胎盘剥离和产伤等影响,血沉加快。

2.病理性加快

病理性血沉加快临床意义见表1-12。因白细胞直接受细菌毒素、组织分解产物等影响,其变化出现早,对急性炎症诊断及疗效观察更有临床价值。血沉多继发于急性时相反应蛋白增多的影响,出现相对较晚,故 ESR 用于慢性炎症观察,如结核病、风湿病活动性动态观察或疗效判断更有价值。

表 1-12　病理性血沉加快的临床意义

疾病	临床意义
感染及炎症	急性炎症,血液中急性时相反应蛋白(α_1-AT、α_2-M、CRP、Tf、Fg 等)增高所致,为最常见原因。慢性炎症(结核病、风湿病、结缔组织炎症等)活动期增高,病情好转时减慢,非活动期正常,ESR 监测可动态观察病情
组织损伤	严重创伤和大手术、心肌梗死(为发病早期特征之一),与组织损伤所产生蛋白质分解产物增多和心肌梗死后3~4天急性时相反应蛋白增多有关
恶性肿瘤	与 α_2-巨球蛋白、纤维蛋白原、肿瘤组织坏死、感染和贫血有关
自身免疫性疾病	与热休克蛋白增多有关。ESR 与 CRP、RF 和 ANA 测定具有相似灵敏度
高球蛋白血症	与免疫球蛋白增多有关,如多发性骨髓瘤、肝硬化、巨球蛋白血症、系统性红斑狼疮、慢性肾小球肾炎等
高脂血症	与甘油三酯、胆固醇增多有关,如动脉粥样硬化、糖尿病和黏液水肿等
贫血	与红细胞减少受血浆阻力减小有关

3.血沉减慢

血沉减慢一般无临床意义。见于低纤维蛋白原血症、充血性心力衰竭、真性红细胞增多症和红细胞形态异常(如红细胞球形、镰状和异形)。

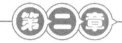

血小板检验

第一节　血小板形态学检验

一、原理

当血小板离体后,尚有活性时,可用活体染色法将细胞质内结构显示出来,并观察其活动能力。

二、结果

(一)正常形态

呈圆盘状、圆形或椭圆形,少数呈梭形或形态不整齐;一般有 1~3 个突起。血小板可分为透明区及颗粒区,无明显界线,颗粒呈深蓝色或蓝绿色折光;透明区为淡蓝色折光,无有形成分。大血小板($>3.4~\mu m$)占 11.1%;中型($2.1\sim3.3~\mu m$)占 67.5%;小型($<2.0~\mu m$)占 21.4%,颗粒一般$<7\%$。

(二)非典型形态

1.幼年型

大小正常,边缘清晰,浆为淡蓝色或淡紫色,个别含颗粒而无空泡,应与淋巴细胞相区别。

2.老年型

大小正常,浆较少,带红色,边缘不规则,颗粒粗而密,呈离心性,有空泡。

3.病理性幼稚型

通常较大,浆淡蓝色,几乎无颗粒,为未成熟巨核细胞所脱落,无收缩血块作用,可见于原发性和反应性血小板疾病及粒细胞白血病。

4.病理刺激型

血小板可达 20～50 μm,形态不一,可呈圆形、椭圆形或香肠型、哑铃形、棍棒形、香烟形、尾形、小链形等。浆蓝色或紫红色,颗粒多。见于血小板无力症。

三、临床意义

血小板形态变化可反映血小板黏附和凝聚功能。形态异常见于再生障碍性贫血、急性白血病、血小板病、血小板无力症、血小板减少性紫癜。巨大血小板综合征中 50%～80% 的血小板如淋巴细胞大小。

第二节 血小板功能检验

血小板在止凝血方面具有多种功能。当血小板与受损的血管壁、血管外组织接触或受刺激剂激活,血小板被活化,产生黏附、聚集和释放反应,并分泌多种因子,在止血和血栓形成中起着非常重要的作用。血小板功能检查的各项试验,对血小板疾病的诊断和治疗以及血栓前状态与血栓性疾病的诊断、预防、治疗监测等有着重要的意义。

一、血小板黏附试验

(一)原理

血小板黏附试验(platelet adhension test,PAdT)是利用血小板在体外可黏附于玻璃的原理设计的。可用多种方法,包括玻珠柱法、玻球法等。方法为用一定量的抗凝血与一定表面积的玻璃接触一定时间,计数接触前、后的血中血小板数,计算出血小板黏附率。

$$血小板黏附率(\%)=\frac{黏附前血小板数-黏附后血小板数}{黏附前血小板数}\times100\%$$

(二)参考区间

玻璃珠柱法:53.9%～71.1%;旋转玻球法(12 mL 玻瓶):男性为 28.9%～40.9%,女性为 34.2%～44.6%。

(三)临床应用

1.方法学评价

本试验是检测血小板功能的基本试验之一,用于遗传性与获得性血小板功能缺陷疾病的诊断、血栓前状态和血栓性疾病检查及抗血小板药物治疗监测。但由于特异性差,操作较复杂,且易受许多人为因素的影响,如静脉穿刺情况、黏附血流经过玻璃的时间、黏附玻璃的面积、试验过程中所用的容器性能、血小板计数的准确性等,致使其在临床的实际应用受限。

2.临床意义

(1)减低:见于先天性和继发性血小板功能异常(以后者多见),如血管性血友病、巨大血小板综合征、爱-唐综合征、低(无)纤维蛋白血症、异常纤维蛋白血症、急性白血病、骨髓增生异常综合征、骨髓增生性疾病、肝硬化、尿毒症、服用抗血小板药物等。

(2)增加:见于血栓前状态和血栓形成性疾病,如高血压病、糖尿病、妊娠期高血压疾病、肾小球肾炎、肾病综合征、心脏瓣膜置换术后、心绞痛、心肌梗死、脑梗死、深静脉血栓形成、口服避孕药等。

二、血小板聚集试验

(一)原理

血小板聚集试验(platelet aggregation test,PAgT)通常用比浊法测定(即血小板聚集仪法,分为单通道、双通道、四通道)。用贫血血小板血浆(platelet poor plasma,PPP)及富含血小板血浆(platelet rich plasma,PRP)分别将仪器透光度调整为100%和0%。在PRP的比浊管中加入诱导剂激活血小板后,用血小板聚集仪测定PRP透光度的变化(即血小板聚集曲线)。通过分析血小板聚集曲线的最大聚集率(MAR)、达到最大幅度的时间、达到1/2最大幅度的时间、2分钟的幅度、4分钟的幅度、延迟时间、斜率参数判断血小板的聚集功能。

(二)参考区间

血小板聚集曲线见图2-1,血小板聚集曲线常有双峰,第一个峰反映了血小板聚集功能,第二个峰反映了血小板的释放和聚集功能。不同浓度的诱导剂诱导的血小板聚集曲线各不相同。每个实验室的参考区间相差较大,各实验室应根据自己的实验具体情况及实验结果调节诱导剂的浓度,建立自己的参考区间。中国医学科学院血液研究所常用的体外诱导剂测得的 MAR 为 11.2 $\mu mol/L$

ADP 液 53%~87%；5.4 μmoL/L 肾上腺素 45%~85%；20 mg/L 花生四烯酸 56%~82%；1.5 g/L 瑞斯托霉素 58%~76%；20 mg/L 胶原 47%~73%。

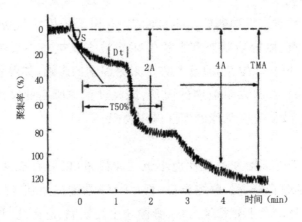

图 2-1　血小板聚集曲线的参数分析

2′A：2 分钟幅度；4′A：4 分钟的幅度；TMA：达到最大幅度的时间；T50%：达到 1/2 最大的时间；Dt：延迟时间；S：斜率

(三)临床应用

1.方法学评价

本试验也是检测血小板功能的基本试验之一，用于血小板功能缺陷疾病的诊断、血栓前状态和血栓性疾病检查以及抗血小板药物治疗监测。

本试验在临床上开展比较广泛，简便、快速，成本低廉。但由于操作过程需对标本进行离心，可能导致血小板体外低水平活化，且易受试验过程中所用的容器性能、PRP 中血小板数量、测定温度（25 ℃）、诱导剂的质量及某些药物等影响。在一般疾病的诊断中，以至少使用两种诱导剂为宜。

2.临床意义

(1)减低：血小板无力症、血小板贮存池病（无第二个峰）、血管性血友病（瑞斯托霉素作为诱导剂时，常减低）、巨大血小板综合征、低或无纤维蛋白原血症、急性白血病、骨髓增生异常综合征、骨髓增生性疾病、肝硬化、尿毒症、服用抗血小板药物、特发性血小板减少性紫癜、细菌性心内膜炎、维生素 B_{12} 缺乏症等。

(2)增加：见于血栓前状态和血栓形成性疾病，如糖尿病、肾小球肾炎、肾病综合征、心脏瓣膜置换术后、心绞痛、心肌梗死、脑梗死、深静脉血栓形成、抗原-抗体复合物反应、高脂饮食、口服避孕药、吸烟等。

三、血块收缩试验

(一)原理

血块收缩试验(clot retraction test,CRT)分为定性法、定量法和血浆法。其原理为全血或血浆凝固后,由于血小板收缩使血清从纤维蛋白网眼中挤出而使血块缩小,观察血清占原有全血量(如定量法、试管法)或血浆量(如血浆法)的百分比(即血块收缩率),可反映血块收缩程度。

(二)参考区间

定性法:1小时开始收缩,24小时完全收缩;定量法:48%～64%;血浆法:>40%。

(三)临床应用

(1)方法学评价:CRT除与血小板收缩功能有关外,还与血小板数量、纤维蛋白原、纤维蛋白稳定因子量等有关,而且试管清洁度、试验温度对它影响较大,故有时试验结果与血小板功能障碍程度不一定平行,临床上已较少使用。

(2)临床意义:①下降,见于血小板减少症、血小板增多症、血小板无力症、低或无纤维蛋白原血症、严重凝血功能障碍、异常球蛋白血症、红细胞增多症(定量法及试管法)等;②增加,纤维蛋白稳定因子(因子ⅩⅢ)缺乏症、严重贫血(定量法及试管法)。

四、血小板活化指标检测

健康人循环血液中的血小板基本处于静止状态,当血小板受刺激剂激活或与受损的血管壁、血管外组织接触后,血小板被活化。活化血小板膜糖蛋白重新分布,分子结构发生变化,导致血小板发生黏附、聚集,同时发生释放反应。血小板内的储存颗粒与质膜融合,将其内容物释放入血浆。

(一)血浆 β-血小板球蛋白和血小板第 4 因子检测

1.原理

血小板活化后,α-颗粒内的β-血小板球蛋白(β-TG)和血小板第4因子(PF$_4$)可释放到血浆中,使血浆中 β-TG 和 PF$_4$ 的浓度增高。用双抗体夹心法(ELISA)可进行检测。将β-TG 或抗 PF$_4$ 抗体包被在酶标板上,加入待测标本(或不同浓度的标准液),再加入酶联二抗,最后加底物显色,显色深浅与 β-TG、PF$_4$ 浓度呈正比。根据标准曲线可得出待测标本的 β-TG/PF$_4$ 浓度。

2.参考区间

不同试剂盒略有不同,β-TG:6.6～26.2 $\mu g/L$,PF$_4$:0.9～5.5 $\mu g/L$。

3.临床应用

(1)方法学评价:β-TG、PF$_4$的半衰期较短,且易受机体代谢功能和血小板破坏的影响,采血及后续实验步骤必须尽可能保证血小板不被体外激活或破坏。在难以确定β-TG、PF$_4$浓度增加是来自体内还是体外激活时,可计算β-TG/PF$_4$比率。一般情况下,来自体内激活者β-TG/PF$_4$之比约为5:1,来自体外激活者β-TG/PF$_4$之比约为2:1。

(2)临床意义:①减低见于先天性或获得性α-贮存池病;②增高表明血小板活化,释放反应亢进,见于血栓前状态及血栓性疾病,如糖尿病伴血管病变、妊娠期高血压疾病、系统性红斑狼疮、血液透析、肾病综合征、尿毒症、大手术后、心绞痛、心肌梗死、脑梗死、弥散性血管内凝血、深静脉血栓形成等;③β-TG主要由肾脏排泄,肾功能障碍时可导致血中β-TG明显增加,PF$_4$主要由血管内皮细胞清除,内皮细胞的这种功能受肝素的影响,因此肝素治疗时血中PF$_4$增加。

(二)血浆 P-选择素检测

1.原理

P-选择素又称血小板α-颗粒膜蛋白-140(GMP-140),是位于血小板α-颗粒和内皮细胞 Weibel-Palade 小体的一种糖蛋白,当血小板被活化后,P-选择素在血小板膜表面表达并释放到血中,故测定血浆或血小板表面的 P-选择素可判断血小板被活化的情况。血浆 P-选择素测定常用 ELISA 法,原理同血浆中β-TG或 PF$_4$测定。

2.参考区间

9.2～20.8 $\mu g/L$。

3.临床应用

(1)方法学评价:由于 P-选择素也存在于内皮细胞的 W-P 小体中,血浆中可溶性 P-选择素,除来源于活化血小板外,也可来源于内皮细胞,分析时应加以注意。测定血小板膜表面 P-选择素的含量,能更真实地反映血小板在体内活化的情况。

(2)临床意义:增加见于血栓前状态及血栓形成性疾病,如心肌梗死、脑血管病变、糖尿病伴血管病变、深静脉血栓形成、自身免疫性疾病等。

(三)血浆血栓烷 B$_2$(TXB$_2$)和 11-脱氢-血栓烷 B$_2$(11-DH-TXB$_2$)检测

血小板被激活后,血小板膜磷脂花生四烯酸代谢增强。血栓烷 A$_2$(TXA$_2$)

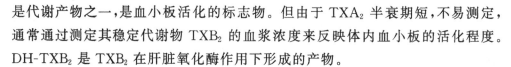

是代谢产物之一,是血小板活化的标志物。但由于 TXA$_2$ 半衰期短,不易测定,通常通过测定其稳定代谢物 TXB$_2$ 的血浆浓度来反映体内血小板的活化程度。DH-TXB$_2$ 是 TXB$_2$ 在肝脏氧化酶作用下形成的产物。

1.原理

ELISA(双抗夹心法)。

2.参考区间

TXB$_2$:28.2～124.4 ng/L;DH-TXB$_2$:2.0～7.0 ng/L。

3.临床应用

(1)方法学评价:血浆 TXB$_2$ 测定是反映血小板体内被激活的常用指标(常与 6-K-PGF$_{1\alpha}$ 同时检测),但采血及实验操作过程中造成的血小板体外活化等因素会影响 TXB$_2$ 的含量。而 DH-TXB$_2$ 不受体外血小板活化的影响,是反映体内血小板活化的理想指标。

(2)临床意义。①减低:见于服用阿司匹林类等非甾体类抗炎药物或先天性环氧化酶缺乏等;②增加:见于血栓前状态及血栓形成性疾病,如糖尿病、肾病综合征、妊娠期高血压疾病、动脉粥样硬化、高脂血症、心肌梗死、心绞痛、深静脉血栓形成、大手术后、肿瘤等。

(四)血小板第 3 因子有效性检测

血小板第 3 因子有效性检测(platelet factor 3 availability test,PF3α test),也称血小板促凝活性测定。PF$_3$ 是血小板活化过程中形成的一种膜表面磷脂成分,是血小板参与凝血过程的重要因子,可加速凝血活酶的生成,促进凝血过程。

1.原理

利用白陶土作为血小板的活化剂促进 PF$_3$ 形成,用氯化钙作为凝血反应的启动剂。将正常人和受检者的 PRP(富含血小板血浆)和 PPP(贫血小板血浆)交叉组合(表 2-1),测定各自的凝固时间,比较各组的时间,了解受检者 PF$_3$ 是否有缺陷。

表 2-1　PF$_3$ 有效性测定分组

组别	患者血浆(mL)		正常血浆(mL)	
	PRP	PPP	PRP	PPP
1	0.1			0.1
2		0.1	0.1	
3	0.1	0.1		
4			0.1	0.1

2.参考区间

第3组、第4组分别为患者和正常人(作为对照组),患者 PF_3 有缺陷或内源凝血因子有缺陷时,第3组凝固时间比第4组长。当第1组较第2组凝固时间延长 5 秒以上,即为 PF_3 有效性减低。

3.临床应用

(1)减低:见于先天性血小板 PF_3 缺乏症、血小板无力症、肝硬化、尿毒症、弥散性血管内凝血、异常蛋白血症、系统性红斑狼疮、特发性血小板减少性紫癜、骨髓增生异常综合征、急性白血病及某些药物影响等。

(2)增加:见于高脂血症、食用饱和脂肪酸、一过性脑缺血发作、心肌梗死、动脉粥样硬化、糖尿病伴血管病变等。

五、血小板膜糖蛋白检测

血小板膜表面糖蛋白(glucoprotein,GP)是血小板功能的分子基础,主要包括 GPⅡb/Ⅲa 复合物(CD41/CD61)、GPIb/Ⅸ/Ⅴ复合物(CD42b/CD42a/CD42c)、GPIa/Ⅱa复合物(CD49b/CD29)、GPIc/Ⅱa复合物(CD49c/CD49f/CD29)、GPⅣ(CD36)和GPⅥ。GP 分子数量或结构异常均可导致患者发生出血或血栓形成。活化血小板与静止血小板相比,膜糖蛋白的种类、结构、含量等亦呈现显著变化。

(一)原理

以往大多采用单克隆抗体与血小板膜表面糖蛋白结合后,用放免法测定血小板膜糖蛋白含量。现在由于流式细胞技术的发展以及荧光标记的各种血小板特异性单克隆抗体的成功制备,临床工作中已广泛使用流式细胞术(FCM)分析血小板膜糖蛋白。原理是选用不同荧光素标记的血小板膜糖蛋白单克隆抗体与受检者血小板膜上的特异性糖蛋白结合,在流式细胞仪上检测荧光信号,根据荧光的强弱分析,计算出阳性血小板的百分率或者定量检测血小板膜上糖蛋白含量。

(二)参考区间

GPⅠb(CD42b)、GPⅡb(CD41)、GPⅢa(CD61)、GPⅤ(CD42d)、GPⅨ(CD42a)阳性血小板百分率>98%。

定量流式细胞分析:①GPⅢa(CD61):$(53\pm12)\times10^3$ 分子数/血小板;②GPⅠb(CD42b):$(38\pm11)\times10^3$ 分子数/血小板;③GPⅠa(CD49b):(5 ± 2.8) $\times10^3$ 分子数/血小板。

（三）临床应用

1.方法学评价

用 FCM 分析血小板的临床应用还包括：循环血小板活化分析［血小板膜 CD62P（血小板膜 P 选择素）］、CD63（溶酶体完整膜糖蛋白，LIMP）、PAC-1（活化血小板 GPⅡb/Ⅲa 复合物）的表达以及血小板自身抗体测定、免疫血小板计数等。

由于血小板极易受到环境因素的影响发生活化，FCM 分析血小板功能时需特别注意样本的采集、抗凝剂的选择、血液与抗凝剂的混匀方式、样本的运送与贮存、固定剂的种类和时间等，尤其还要合理设定各种对照，以避免各种因素可能造成的假阳性或假阴性反应。

2.临床意义

GPⅠb（CD42b）缺乏见于巨大血小板综合征，GPⅡb/Ⅲa（CD41/CD61）缺乏见于血小板无力症。

六、血小板自身抗体和相关补体检测

在某些免疫性疾病或因服用某些药物、输血等情况下，机体可产生抗血小板自身抗体或补体（platelet associated complement，PAC），导致血小板破坏过多或生成障碍，使循环血小板数减少，从而引发出血性疾病。血小板自身抗体可分为血小板相关免疫球蛋白（platelet associated immunoglobulin，PAIg），包括 PAIgG、PAIgA、PAIgM 和特异性膜糖蛋白自身抗体、药物相关自身抗体、抗同种血小板抗体等。测定血小板自身抗体或补体的表达有助于判断血小板数减少的原因。

（一）原理

血小板免疫相关球蛋白常用的检测方法为 ELISA 及流式细胞术。抗血小板膜糖蛋白抗体一般用 ELISA 检测，FCM 分析方法尚不成熟。

（二）参考区间

ELISA：PAIgG（0～78.8）ng/10^7 血小板；PAIgA（0～2）ng/10^7 血小板；PAIgM（0～7）ng/10^7 血小板；PAC_3（0～129）ng/10^7 血小板。FCM 法：PAIg <10%。

（三）临床应用

（1）90% 以上的特发性血小板减少性紫癜（ITP）患者 PAIgG 增加，同时测定

PAIgA、PAIgM 及 PAC$_3$ 阳性率达 100%。治疗后有效者上述指标下降,复发则增加。ITP 患者在皮质激素治疗后,PAIgG 不下降可作为切脾的指征。其他疾病如同种免疫性血小板减少性紫癜(如多次输血)、Evans 综合征、药物免疫性血小板减少性紫癜、慢性活动性肝炎、结缔组织病、系统性红斑狼疮、恶性淋巴瘤、慢性淋巴细胞白血病、多发性骨髓瘤等 PAIg 也可增加。

(2)特异性抗血小板膜糖蛋白的自身抗体阳性对诊断 ITP 有较高的特异性,其中以抗GPⅡb/Ⅲa、GPⅠb/Ⅸ复合物的抗体为主。

七、血小板生存时间检测

本试验可反映血小板生成与破坏之间的平衡,是测定血小板在体内破坏或消耗速度的一项重要试验。

(一)原理

阿司匹林可使血小板膜花生四烯酸(AA)代谢中的关键酶(环氧化酶)失活,致血小板 AA 代谢受阻,代谢产物丙二醛(MDA)和血栓烷 B_2(TXB$_2$)生成减少。而新生血小板未受抑制,MDA 和 TXB$_2$ 含量正常。故根据患者口服阿司匹林后血小板 MDA 和 TXB2 生成量的恢复曲线可推算出血小板的生存时间。MDA 含量可用荧光分光光度计法测定,TXB2 可以用 ELISA 法测定。

(二)参考区间

MDA 法:6.6~15 天;TXB2 法:7.6~11 天。

(三)临床应用

血小板生存期缩短,见于以下疾病。①血小板破坏增多性疾病:如原发性血小板减少性紫癜、同种和药物免疫性血小板减少性紫癜、脾功能亢进、系统性红斑狼疮;②血小板消耗过多性疾病:如 DIC、血栓性血小板减少性紫癜(TTP)、溶血尿毒综合征(HUS);③各种血栓性疾病:如心肌梗死、糖尿病伴血管病变、深静脉血栓形成、肺梗死、恶性肿瘤等。

八、血小板 Ca^{2+} 流检测

血小板活化时,储存于血小板致密管道系统和致密颗粒内的 Ca^{2+} 释放出来,胞质内 Ca^{2+} 浓度升高形成 Ca^{2+} 流。Ca^{2+} 流信号随即促进血小板的花生四烯酸代谢、信号传导、血小板的收缩及活化等生理反应。

(一)原理

利用荧光探针如 Fura2、Fluro3-AM 等标记血小板内 Ca^{2+},在诱导剂作用

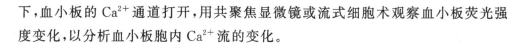

下,血小板的 Ca^{2+} 通道打开,用共聚焦显微镜或流式细胞术观察血小板荧光强度变化,以分析血小板胞内 Ca^{2+} 流的变化。

(二)参考区间

正常血小板内 Ca^{2+} 浓度为 $20\sim90$ nmol/L,细胞外 Ca^{2+} 浓度为 $1.1\sim1.3$ nmol/L。

(三)临床应用

测定血小板胞内 Ca^{2+} 的方法可用于临床诊断与 Ca^{2+} 代谢有关的血小板疾病,也可用于判断钙通道阻滞剂的药理作用。

第三节　凝血系统检验

凝血系统由内源性凝血途径、外源性凝血途径和共同凝血途径三部分组成,各部分常用的凝血系统检测方法介绍如下。

一、内源凝血系统的检验

(一)全血凝固时间测定

1.原理

静脉血与异物表面(如玻璃、塑料等)接触后,因子Ⅻ被激活,启动了内源凝血系统,最后生成纤维蛋白而使血液凝固,其所需时间即凝血时间(coagulation time,CT),是内源凝血系统的一项筛选试验。目前采用静脉采血法,有 3 种检测方法。

(1)活化凝血时间(activated clotting time,ACT)法:在待检全血中加入白陶土-脑磷脂悬液,以充分激活因子Ⅻ和Ⅺ,并为凝血反应提供丰富的催化表面,启动内源凝血途径,引发血液凝固。

(2)硅管凝血时间测定法(silicone clotting time,SCT):涂有硅油的试管加血后,硅油使血液与玻璃隔离,凝血时间比普通试管法长。

(3)普通试管法(Lee-White 法):全血注入普通玻璃试管而被激活,从而启动内源性凝血。

2.参考区间

每个实验室都应建立其所用测定方法的相应参考区间。ACT 为 1.2～

2.1 分钟;SCT 为 15～32 分钟;普通试管法为 5～10 分钟。

3.临床应用

(1)方法学评价:静脉采血法由于血液中较少混入组织液,因此对内源凝血因子缺乏的灵敏度比毛细血管采血法要高。①普通试管法:仅能检出 FⅧ促凝活性水平低于 2%的重型血友病患者,本法不敏感,目前趋于淘汰;②硅管法:较敏感,可检出 FⅧ促凝活性水平低于 45%的血友病患者;③ACT 法:是检出内源凝血因子缺陷敏感的筛检试验之一,能检出 FⅧ促凝活性水平低至 45%的血友病患者,ACT 法也是体外监测肝素治疗用量较好的实验指标之一。

上述测定凝血时间的诸方法,在检测内源性凝血因子缺陷方面,ACT 试验的灵敏度和准确性最好。

(2)质量控制:ACT 试验不是一个标准化的试验,此试验的灵敏度与准确度受多种因素的影响,如激活剂种类、仪器判定血液凝固的原理(如电流法、光学法和磁珠法等)等。不同的激活剂如硅藻土和白陶土,凝固时间不同,较常用硅藻土作激活剂,因白陶土有抵抗抑肽酶(一种抗纤溶药物,可减低外科手术后出血)的作用,不适宜用于与此药有关的患者。各种方法之间必须与现行的标准方法进行相关性和偏倚分析,以便调节 ACT 监测肝素浓度所允许的测定时间。

理论上,CT 能检出 APTT 所能检出的凝血因子以及血小板磷脂的缺陷,而事实上,只要有微量的 Ⅱa 形成,就足以发生血液凝固;即使患者有极严重的血小板减低症,少量 PF3 就足以促进 Ⅱa 形成,故血小板减低症患者 CT 可正常,只在极严重的凝血因子缺乏时 CT 才延长。CT 的改良方法如塑料试管法、硅化试管法、活化凝固时间法等,虽然灵敏度有所提高,但不能改变上述的局限性。因此,作为内源凝血筛检试验,CT 测定已被更好的检测内源性凝血异常的指标APTT 所替代。

(3)临床意义:CT 主要反映内源凝血系统有无缺陷。①CT 延长:除 FⅦ和FⅧ外,所有其他凝血因子缺乏,CT 均可延长,主要见于 FⅧ、FⅨ显著减低的血友病和 FⅪ 缺乏症;vWD;严重的 FⅤ、FⅩ、纤维蛋白原和 FⅡ 缺乏,如肝病、阻塞性黄疸、新生儿出血症、吸收不良综合征、口服抗凝剂、应用肝素以及低(无)纤维蛋白原血症和纤溶亢进使纤维蛋白原降解增加;DIC,尤其在失代偿期或显性DIC 时 CT 延长;病理性循环抗凝物增加,如抗 FⅧ抗体或抗 FⅨ抗体、SLE 等。②监测肝素抗凝治疗的用量:行体外循环时,由于 APTT 试验不能反映体内肝素的安全水平,因而用 ACT 监测临床肝素的应用。③CT 缩短见于血栓前状态如 DIC 高凝期等,但敏感性差;血栓性疾病,如心肌梗死、不稳定心绞痛、脑血管

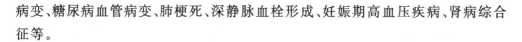

病变、糖尿病血管病变、肺梗死、深静脉血栓形成、妊娠期高血压疾病、肾病综合征等。

(二)活化部分凝血活酶时间测定

1.原理

37 ℃条件下,以白陶土(激活剂)激活因子Ⅻ和Ⅺ,以脑磷脂(部分凝血活酶)代替血小板提供凝血的催化表面,在 Ca^{2+} 参与下,观察贫血小板血浆凝固所需时间,即为活化部分凝血活酶时间(activated partial thromboplastin time, APTT),是内源凝血系统较敏感和常用的筛选试验。有手工法和仪器法。

仪器法即指血液凝固分析仪,主要有 3 种判断血浆凝固终点的方法。

(1)光学法:当纤维蛋白原逐渐变成纤维蛋白时,经光照射后产生的散射光(散射比浊法)或透射光(透射比浊法)发生变化,根据一定方法判断凝固终点。

(2)电流法(钩方法):根据纤维蛋白具有导电性,利用纤维蛋白形成时的瞬间电路连通来判断凝固终点。

(3)黏度法(磁珠法):血浆凝固时血浆黏度增高,使正在磁场中运动的小铁珠运动强度减弱,以此判断凝固终点。

还有一种适用于床边检验的血液凝固仪是采用干化学测定法,其原理是将惰性顺磁铁氧化颗粒(paramagnetic iron oxide particle,PIOP)均匀分布于产生凝固或纤溶反应的干试剂中,血液与试剂发生相应的凝固或纤溶反应时,PIOP随之摆动,通过检测其引起的光量变化即可获得试验结果。

2.参考区间

20～35 秒(通常＜35 秒),每个实验室应建立所用测定方法相应的参考区间。

3.临床应用

(1)方法学评价:手工法虽重复性差一点,且耗时,但操作简便,有相当程度准确性,现仍作为参考方法。仪器法快速、敏感和简便,所用配套的试剂、质控物、标准品均保证了试验的高精度;但在诊断的准确性方面,仪器法并不比手工法更高;且仪器本身也会产生一定误差。

APTT 是一个临床常用、较为敏感的检测内源凝血因子缺乏的简便试验,已替代普通试管法 CT 测定。但 APTT 对诊断血栓性疾病和血栓前状态缺乏敏感性,也无特异性,临床价值有限。

新生儿由于凝血系统尚未发育完善,多种凝血因子尤其是维生素 K 依赖凝血因子(FⅡ、FⅦ、FⅨ、FⅩ)和接触系统凝血因子(FⅪ、FⅫ、PK、HMWK)血浆水平不到成人的 50％,其 APTT 检测将延长,一般出生后半年凝血因子可达正常成人水平。

（2）质量控制：标本采集、抗凝剂用量、仪器和试剂、实验温度等均对 APTT 试验的准确性产生重要的影响，故对实验的要求基本与 PT 相同（见 PT 测定）。由于缺乏标准的试剂和技术，APTT 测定的参考区间也随所用的检测方法、仪器和试剂而变化，因此，按仪器和试剂要求进行认真检测比选择测定的方法更为重要。①激活剂和部分凝血活酶试剂：来源及制备不同，均可影响测定结果；常用的激活剂有白陶土（此时 APTT 又称为 kaolinpartial thromboplastin time，KPTT），还可以用硅藻土、鞣花酸；应根据不同目的的检验选用合理的激活剂：对凝血因子相对敏感的激活剂是白陶土，对肝素相对敏感的是硅藻土；对狼疮抗凝物相对敏感的是鞣花酸；部分凝血活酶（磷脂）主要来源于兔脑组织（脑磷脂），不同制剂质量不同，一般选用 FⅧ、FⅨ和 FⅪ的血浆浓度为 $200\sim250$ U/L 时敏感的试剂。②标本采集和处理：基本要求同 PT 试验。注意冷冻血浆可减低 APTT 对狼疮抗凝物以及对 FⅫ、FⅪ、HMWK、PK 缺乏的灵敏度；室温下，FⅧ易失活，须快速检测；高脂血症可使 APTT 延长。

（3）临床意义：APTT 反映内源凝血系统凝血因子（Ⅻ、Ⅺ、Ⅸ、Ⅷ）、共同途径中 FⅡ、FⅠ、FⅤ和 FⅩ的水平。虽然，APTT 测定的临床意义基本与凝血时间相同，但灵敏度较高，可检出低于正常水平 15%～30%凝血因子的异常。APTT 对 FⅧ和 FⅨ缺乏的灵敏度比对 FⅪ、FⅫ和共同途径中凝血因子缺乏的灵敏度高。必须指出，单一因子（如因子 FⅧ）活性增高就可使 APTT 缩短，其结果则可能掩盖其他凝血因子的缺乏。

APTT 超过正常对照 10 秒以上即为延长。主要见于：①轻型血友病，可检出 FⅧ活性低于 15%的患者，对 FⅧ活性超过 30%和血友病携带者灵敏度欠佳；在中、轻度 FⅧ、FⅨ、FⅪ缺乏时，APTT 可正常。②vWD，Ⅰ型和Ⅲ型患者 APTT 可显著延长，但不少Ⅱ型患者 APTT 并不延长。③血中抗凝物如凝血因子抑制物、狼疮抗凝物、华法林或肝素水平增高，FⅡ、FⅨ及 FⅤ、FⅩ缺乏时灵敏度略差。④纤溶亢进，大量纤维蛋白降解产物（FDP）抑制纤维蛋白聚合，使 APTT 延长，DIC 晚期时，伴随凝血因子大量被消耗，APTT 延长更为显著。⑤其他如肝病、DIC、大量输入库血等。

APTT 缩短见于血栓前状态及血栓性疾病、DIC 早期（动态观察 APTT 变化有助于 DIC 的诊断）。APTT 对血浆肝素的浓度较敏感，是目前广泛应用的肝素治疗监测指标。此时，要注意 APTT 测定结果必须与肝素治疗范围的血浆浓度呈线性关系，否则不宜使用。一般在肝素治疗期间，APTT 维持在正常对照的 1.5～3.0 倍为宜。

(三)血浆因子Ⅷ、Ⅸ、Ⅺ和Ⅻ促凝活性测定

1.原理

一期法:受检血浆中分别加入乏 FⅧ、FⅨ、FⅪ 和 FⅫ 的基质血浆、白陶土脑磷脂悬液和钙溶液,分别记录开始出现纤维蛋白丝所需的时间。从各自的标准曲线中,分别计算出受检血浆中 FⅧ：C、FⅨ：C、FⅪ：C 和 FⅫ：C 相当于正常人的百分率(%)。

2.参考区间

FⅧ：C,103%±25.7%;FⅨ：C,98.1%±30.4%;FⅪ：C,100%±18.4%;FⅫ：C,92.4%±20.7%。

3.临床应用

(1)方法学评价:本试验是在内源凝血筛选试验的基础上,省略以往逐级筛选和纠正试验,直接检测各相应凝血因子促凝活性的较为理想和直观的实验方法,同时也是血友病评价和分型的重要指标之一。

(2)质量控制:急性时相反应及严重肝实质损伤时,FⅧ：C 可明显增加,但在 vWF 缺陷时,FⅧ：C 降低,因此需与 vWF 含量同时测定。加入的基质血浆中缺乏因子应<1%,而其他因子水平必须正常,放置于−80～−40 ℃冰箱中保存,每次测定都应作标准曲线,正常标准血浆要求 20 人以上混合血浆,分装冻干保存于−40～−20 ℃,可用 2～3 个月。

(3)临床意义:①增高:主要见于血栓前状态和血栓性疾病,如静脉血栓形成、肺栓塞、妊娠期高血压疾病、晚期妊娠、口服避孕药、肾病综合征、恶性肿瘤等;②减低:见于 FⅧ：C 减低见于血友病甲(其中重型≤1%;中型 2%～5%;轻型 6%～25%;亚临床型 26%～45%)、血管性血友病(尤其是 Ⅰ型和Ⅲ型)、DIC、血中存在因子Ⅷ抗体(此情况少见);FⅨ：C 减低见于血友病乙(临床分型同血友病甲)、肝脏疾病、DIC、维生素 K 缺乏症和口服抗凝剂等;FⅪ：C 减低见于 FⅪ因子缺乏症、DIC、肝脏疾病等;FⅫ：C 减低见于先天性 FⅫ缺乏症、DIC 和肝脏疾病等。

二、外源凝血系统的检验

(一)血浆凝血酶原时间测定(一期法)

1.原理

在受检血浆中加入过量的组织凝血活酶(人脑、兔脑、胎盘及肺组织等制品的浸出液)和 Ca^{2+} ,使凝血酶原变为凝血酶,后者使纤维蛋白原转变为纤维蛋白。观察血浆凝固所需时间即凝血酶原时间(prothrombin time,PT)。该试验是反映外源凝血系统最常用的筛选试验。有手工和仪器检测两类方法。仪器法判断血浆凝固终点的方法和原理与 APTT 检测时基本相同。

2.参考区间

每个实验室应建立所用测定方法相应的参考区间。①成人:10～15秒,新生儿延长2～3秒,早产儿延长 3～5秒(3～4天后达到成人水平);②凝血酶原时间比值(prothrombin time ratio,PTR):0.85～1.15;③国际标准化比值(international normalized ration,INR):口服抗凝剂治疗不同疾病时,需不同的 INR。

3.临床应用

(1)方法学评价。①手工法:常用普通试管法,曾用毛细血管微量法,后者虽采血量少,但操作较烦琐,已淘汰;也可用表面玻皿法,尽管准确性较试管法高,但操作不如后者方便;手工法虽重复性差一些,耗时,但仍有相当程度的准确性,且操作简便,故仍在临床应用,并可作为仪器法校正的参考方法。②仪器法:血凝仪可连续记录凝血过程引起的光、电或机械运动的变化,其中,黏度法(磁珠法)可不受影响因素(黄疸、乳糜、高脂血症、溶血等)的干扰。

半自动仪器法(加样、加试剂仍为手工操作)提高了 PT 测定的精确度和速度,但存在标本交叉污染的缺点。全自动仪器法(加样、加试剂全部自动化)使检测更加精确、快速、敏感和简便;同时,仪器法所用的试剂、质控物、标准品均有可靠的配套来源,保证了试验的高精度。但在临床诊断的准确性方面,仪器法并不比手工法更高。凝血仪干化学法测定,操作简单,特别有助于床边 DIC 的诊断,但价格较贵,尚未能普及。

(2)质量控制:血液标本采集、抗凝剂用量、仪器和试剂、实验温度以及 PT 检测的报告方式均对 PT 试验的准确性和实用性产生重要影响。

标本采集和处理:患者应停用影响止凝血试验的药物至少 1 周。抗凝剂为 10^9 mmol/L 枸橼酸钠,其与血液的容积比为 1:9。若血标本的红细胞压积异常增高或异常减低,推荐矫正公式:抗凝剂用量＝0.001 85×血量(mL)×(100－患者红细胞压积)。在采血技术和标本处理时应注意止血带使用时间要短,采血必须顺利快捷,避免凝血、溶血和气泡(气泡可使 Fg、FV、FⅧ变性和引起溶血,溶血又可引起 FⅦ激活,使 PT 缩短);凝血检测用的血标本最好单独采集,并立即分离血浆,按规定的离心力除去血小板;创伤性或留置导管的血标本以及溶血、凝血不适宜做凝血试验;对于黄疸、溶血、脂血标本如用光学法测定,结果应扣除本底干扰,标本送检时应注意储存温度和测定时间。低温虽可减缓凝血因子的失活速度,但可活化 FⅦ、FⅪ。如储存血标本,也要注意有效时间,储存时间过长,凝血因子(尤其 FⅧ)的活性明显减低,因此,从标本采集到完成测定的时间通常不宜超过 2 小时。

组织凝血活酶试剂质量:该试验灵敏度的高低依赖于组织凝血活酶试剂的质量。试剂可来自组织抽提物,应含丰富的凝血活酶(TF 和磷脂);现也用纯化的重组 TF(recombinant-tissue factor,r-TF)加磷脂作试剂,r-TF 比动物性来源的凝血活酶对 FⅡ、FⅦ、FⅩ 灵敏度更高。组织凝血活酶的来源及制备方法不同,使各实验室之间及每批试剂之间 PT 结果差异较大,可比性差,特别影响对口服抗凝剂患者治疗效果的判断,因此,应使用标有国际敏感指数(international sensitivity index,ISI)的试剂。

ISI 和 INR:为了校正不同组织凝血活酶之间的差异,早在 1967 年,世界卫生组织就将人脑凝血活酶标准品(批号 67/40)作为以后制备不同来源组织凝血活酶的参考物,并要求计算和提供每批组织凝血活酶的 ISI。ISI 值越低,试剂对有关凝血因子降低的敏感度越高。目前,各国大体是用国际标准品标化本国标准品。对口服抗凝剂的患者必须使用 INR 作为 PT 结果报告形式,并用以作为抗凝治疗监护的指标。INR=患者凝血酶原时间/正常人平均凝血酶原时间。

正常对照:必须来自 20 名以上男女各半的混合血浆所测结果。目前,许多试剂制造商能提供 100 名男女各半的混合血浆作为对照用的标准血浆。

报告方式:一般情况下,可同时报告受检者 PT(s)和正常对照 PT(s)以及凝血酶原比率(PTR),PTR=被检血浆 PT/正常血浆 PT。当用于监测口服抗凝剂用量时,则必须同时报告 INR 值。

(3)临床意义:PT 是检测外源性凝血因子有无缺陷较为敏感的筛检试验,也是监测口服抗凝剂用量的有效监测指标之一。

PT 延长指 PT 超过正常对照 3 秒以上或 PTR 超过参考区间。主要见于:①先天性 FⅡ、FV、FⅦ、FⅩ 减低(较为少见,一般在低于参考人群水平的 10% 以下时才会出现 PT 延长,PTR 增大)、纤维蛋白原缺乏(Fg<500 mg/L)或无纤维蛋白原血症、异常纤维蛋白原血症;②获得性凝血因子缺乏,如 DIC、原发性纤溶亢进症、阻塞性黄疸和维生素 K 缺乏、循环抗凝物质增多等。香豆素治疗(注意药物如氨基水杨酸、头孢菌素等可增强口服抗凝药物的药效,而巴比妥盐等可减弱口服抗凝药物的药效)时,当 FⅡ、FV、FⅦ、FⅩ 浓度低于正常人水平 40% 时,PT 即延长。

PT 对 F Ⅶ、F Ⅹ 缺乏的敏感性较对 F Ⅰ、F Ⅱ 缺乏的要高,但对肝素的敏感性不如 APTT。此外,发现少数 F Ⅸ 严重缺乏的患者,由于 F Ⅶa 活化 F Ⅸ 的途径障碍,也可导致 PT 延长,但其延长程度不如 F Ⅶ、F Ⅹ、凝血酶原和纤维蛋白原缺乏时显著。

PT 缩短见于:①先天性 F V 增多;②DIC 早期(高凝状态);③口服避孕药、其他血栓前状态及血栓性疾病。

PT 是口服抗凝药的实验室监测的首选指标。临床上,常将 INR 为 2~4 作为口服抗凝剂治疗时剂量适宜范围。当 INR>4.5 时,如 Fg 和血小板数仍正常,则提示抗凝过度,应减低或停止用药。当 INR<4.5 而同时伴有血小板减低时,则可能是 DIC 或肝病等所致,也应减低或停止口服抗凝剂。口服抗凝剂达有效剂量时的 INR 值:预防深静脉血栓形成为 1.5~2.5;治疗静脉血栓形成、肺栓塞、心脏瓣膜病为 2.0~3.0;治疗动脉血栓栓塞、心脏机械瓣膜转换、复发性系统性栓塞症为 3.0~4.5。

(二)血浆因子Ⅱ、Ⅴ、Ⅶ、Ⅹ促凝活性检测

1.原理

一期法:受检血浆分别与凝血因子Ⅱ、Ⅴ、Ⅶ、Ⅹ基质血浆混合,再加兔脑粉浸出液和钙溶液,分别作血浆凝血酶原时间测定。将受检者血浆测定结果与正常人新鲜混合血浆比较,分别计算出各自的因子 F Ⅱ:C、F V:C、F Ⅶ:C 和 F Ⅹ:C 促凝活性。

2.参考区间

F Ⅱ:C,97.7%±16.7%;F V:C,102.4%±30.9%;F Ⅶ:C,103%±17.3%;FⅩ:C,103%±19.0%。

3.临床应用

(1)方法学评价:本试验是继外源凝血系统筛选试验异常,进而直接检测诸因子促凝活性更敏感、更可靠指标,也是诊断这些因子缺陷的主要依据。

(2)质量控制:同凝血因子Ⅷ、Ⅸ、Ⅺ和Ⅻ促凝活性测定。

(3)临床意义:活性增高主要见于血栓前状态和血栓性疾病。活性减低见于肝病变、维生素 K 缺乏(F V:C 除外)、DIC 和口服抗凝剂;血循环中存在上述因子的抑制物等;先天性上述因子缺乏较罕见。

目前 F Ⅱ:C、F V:C、F Ⅶ:C、F Ⅹ:C 的测定主要用于肝脏受损的检查,因子 F Ⅶ:C 下降在肝病的早期即可发生;因子 F V:C 的测定在肝损伤和肝移植中应用较多。

(三)血浆组织因子活性测定

1.原理

发色底物法:组织因子(tissue factor,TF)与 FⅦ结合形成 TF-FⅦ复合物,激活 FⅩ和 FⅨ,活化的 FⅩa水解发色底物(S-2222),释放出对硝基苯胺(PNA),405 nm 波长下测其吸光度(A),PNA 颜色的深浅与血浆组织因子活性(TF:A)成正比。

2.参考区间

81%~114%。

3.临床应用

(1)方法学评价:相比于组织因子含量的测定,组织因子活性测定更能反应组织因子在外源性凝血途径中所发挥的作用。发色底物法技术成熟,操作简单,适用于临床检测。

(2)质量控制:对于黄疸、溶血、脂血标本,读取结果时应扣除本底吸光度值或重新抽血。每次测定前都应作标准曲线,正常标准血浆要求 20 人以上混合血浆,分装冻干保存于-40~-20 ℃,可用 2~3 个月。

(3)临床意义:组织因子活性增加见于内毒素血症、严重创伤、广泛手术、休克、急性呼吸窘迫综合征(acute respiratory distress syndrome,ARDS)、DIC、急性白血病等。

三、共同凝血途径的检查

(一)纤维蛋白原测定

1.原理

(1)Clauss 法(凝血酶法):受检血浆中加入过量凝血酶,将血浆中的纤维蛋白原(fibrinogen,Fg)转变为纤维蛋白,使血浆凝固,其时间长短与 Fg 含量成负相关。受检血浆的 Fg 含量可从国际标准品 Fg 参比血浆测定的标准曲线中获得。

(2)免疫法:①免疫火箭电泳法(Laurell 法):在含 Fg 抗血清的琼脂板中,加入一定量的受检血浆(抗原),在电场作用下,抗原体形成火箭样沉淀峰,峰的高度与 Fg 含量成正比;②酶联免疫法:用抗 Fg 的单克隆体、酶联辣根过氧化酶抗体显色、酶联免疫检测仪检测血浆中的 Fg 含量。

(3)比浊法(热沉淀比浊法):血浆经磷酸二氢钾-氢氧化钠缓冲液稀释后,加热至 56 ℃,使 Fg 凝集,比浊测定其含量。

(4)化学法(双缩脲法):用12.5%亚硫酸钠溶液将血浆中的Fg沉淀分离,然后以双缩脲试剂显色测定。

2.参考区间

成人,2~4 g/L;新生儿,1.25~3 g/L。

3.临床应用

主要用于出血性疾病(包括肝病)或血栓形成的诊断以及溶栓治疗的监测。

(1)方法学评价:①Clauss法为功能检测,操作简单、结果可靠,故被WHO推荐为测定Fg的参考方法,当凝血仪通过检测PT方法来换算Fg浓度时,结果可疑,则应用Clauss法复核确定;②免疫法、比浊法和化学法操作较烦琐,均非Fg功能检测法,故与生理性Fg活性不一定总是呈平行关系。

(2)质量控制:Clauss法参与血浆必须与检测标本同时测定,以便核对结果;如标本中存在肝素、FDP增加或罕见的异常Fg,则Clauss法测定的Fg含量可假性减低,此时,需用其他方法核实。由于凝血酶的活性将直接影响Clauss法所测定的Fg含量,因此对凝血酶试剂应严格保存,一般应在低温保存。稀释后,在塑料(聚乙烯)试管中置4 ℃可保存活性24小时。

(3)临床意义。①增高:见于急性时相反应,可出现高纤维蛋白原血症,如炎症、外伤、肿瘤等,慢性活动性炎症反应,如风湿病、胶原病等,Fg水平超过参考区间上限是冠状动脉粥样硬化心脏病和脑血管病发病的独立危险因素之一。②减低:见于纤维蛋白原合成减少或结构异常性疾病,如先天性低(无)蛋白原血症;异常纤维蛋白原血症(但用免疫法检测抗原可正常);严重肝实质损伤,如肝硬化、酒精中毒等;纤维蛋白原消耗增多,如DIC(纤维蛋白原定量可作为DIC的筛查试验);原发性纤溶亢进,如中暑、缺氧、低血压等;药物,如雌激素、鱼油、高浓度肝素、纤维蛋白聚合抑制剂等。③可用于溶栓治疗(如用UK、t-PA)、蛇毒治疗(如用抗栓酶、去纤酶)的监测。

(二)凝血因子ⅩⅢ定性试验和亚基抗原检测

1.凝血因子ⅩⅢ定性试验

(1)原理:受检血浆加入Ca^{2+}后,使Fg转变成Fb凝块,将此凝块置入5 mol/L尿素溶液或2%单氨(碘)醋酸溶液中,如果受检血浆不缺乏因子ⅩⅢ,则形成的纤维蛋白凝块不溶于尿素溶液或2%单氨(碘)醋酸溶液;反之,则易溶于尿素溶液或2%单氨(碘)醋酸溶液中。

(2)参考区间:24小时内纤维蛋白凝块不溶解。

(3)临床应用。①方法学评价:本试验简单、可靠,是十分实用的过筛试验,在临床上,若发现伤口愈合缓慢、渗血不断或怀疑有凝血因子ⅩⅢ缺陷者,均可首先选择本试验;②质量控制:由于凝块对结果判断有直接影响,因此抽血时要顺利,不应有溶血及凝血,且采血后应立即检测,不宜久留,加入的钙离子溶液应新鲜配制;③临床意义:若纤维蛋白凝块在24小时内,尤其是在2小时内完全溶解,表示因子ⅩⅢ缺乏,见于先天性因子ⅩⅢ缺乏症和获得性因子ⅩⅢ明显缺乏,后者见于肝病、SLE、DIC、原发性纤溶症、转移性肝癌、恶性淋巴瘤以及抗FⅩⅢ抗体等。

2.凝血因子ⅩⅢ亚基抗原检测

(1)原理(免疫火箭电泳法):分别提纯人血小板和血浆中的ⅩⅢα亚基和ⅩⅢβ亚基,用以免疫家兔,产生抗体。在含FⅩⅢα亚基和FⅩⅢβ亚基抗血清的琼脂凝胶板中,加入受检血浆(抗原),在电场作用下,出现抗原抗体反应形成的火箭样沉淀峰,此峰的高度与受检血浆中FⅩⅢ亚基的浓度成正比。根据沉淀峰的高度,从标准曲线中计算出FⅩⅢα:Ag和FⅩⅢβ:Ag相当于正常人的百分率。

(2)参考区间:FⅩⅢα为$100.4\% \pm 12.9\%$;FⅩⅢβ为$98.8\% \pm 12.5\%$。

(3)临床应用:血浆凝血因子ⅩⅢ亚基抗原的检测,对凝血因子ⅩⅢ四聚体的缺陷性疾病诊断和分类具有十分重要价值。①先天性因子ⅩⅢ缺乏症:纯合子型者的FⅩⅢα:Ag明显减低($\leqslant 1\%$),FⅩⅢβ:Ag轻度减低;杂合子型者的FⅩⅢα:Ag减低(常$\leqslant 50\%$),FⅩⅢβ:Ag正常。②获得性因子ⅩⅢ减少症:见于肝疾病、DIC、原发性纤溶症、急性心肌梗死、急性白血病、恶性淋巴瘤、免疫性血小板减少性紫癜、SLE等。一般认为,上述疾病的FⅩⅢα:Ag有不同程度的降低,而ⅩⅢβ:Ag正常。

(三)凝血酶生成的分子标志物检测

1.血浆凝血酶原片段1+2(F_{1+2})测定

(1)原理(ELISA):以抗F_{1+2}抗体包被酶标板,加入标准品或待测标本后,再加入用辣根过氧化物酶标记的凝血酶抗体,与游离F_{1+2}抗原决定簇结合,充分作用后,凝血酶抗体上带有的辣根过氧化物酶在H_2O_2溶液存在的条件下分解加入的邻苯二胺,使之显色,溶液颜色的深浅与样本中的F_{1+2}含量成正比。

(2)参考区间:$0.4 \sim 1.1$ nmoL/L。

(3)临床应用。①方法学评价:凝血酶的半衰期极短,因此不能直接测定;凝血酶原被凝血酶(由FⅩa、FⅤa、Ca^{2+}和磷脂组成)作用转化为凝血酶时,凝血酶原分子的氨基端(N端)释放出F_{1+2},通过测定F_{1+2}可间接反映凝血酶的形成及活性,是体内凝血酶活化的分子标志物,对血液高凝状态的检查有重要意义;但目前因采用 ELISA 测定,一般适用于批量标本检测,而且耗时太长,使临床急诊使用时受到一定限制。②质量控制:血液采集与保存将直接影响血浆 F_{1+2} 的测定结果,且止血带太紧或压迫时间太长,都可导致采血过程的人工凝血活化,因此采血过程要求尽量顺利。③临床意义:血浆 F_{1+2} 增高见于高凝状态,血栓性疾病如 DIC、易栓症、急性心肌梗死、静脉血栓形成等;溶栓、抗凝治疗 AMI 时,若溶栓治疗有效,缺血的心肌成功实现再灌注,则 F_{1+2} 可锐减;用肝素治疗血栓性疾病时,一旦达到有效治疗浓度,则血浆 F_{1+2} 可由治疗前的高浓度降至参考区间内;口服华法林,血浆 F_{1+2} 浓度可降至参考区间以下,当用 F_{1+2} 作为低剂量口服抗凝剂治疗的监测指标时,浓度在 0.4~1.2 nmol/L 时,可达到最佳抗凝治疗效果。

2.血浆纤维蛋白肽 A 测定

(1)原理:待检血浆用皂土处理,以除去纤维蛋白原,含纤维蛋白肽 A(FPA)标本先与已知过量的兔抗人 FPA 抗体结合,部分液体被转移至预先包被 FPA 的酶标板上,上步反应中剩余的为结合 FPA 抗体可与 FPA 结合,结合于固相的兔抗人 FPA 抗体被羊抗兔(带有辣根过氧化物酶)IgG 结合,在 H_2O_2 溶液存在的条件下使邻苯二胺(OPD)基质显色,颜色的深浅与 FPA 含量呈负相关关系。

(2)参考区间:男性不吸烟者为(1.83±0.61)μg/L;女性不吸烟、未服用避孕药者为(2.24±1.04)μg/L。

(3)临床应用:FPA 是纤维蛋白原转变为纤维蛋白过程中产生的裂解产物之一,因此,若待检血浆中出现 FPA 则表明有凝血酶生成。FPA 升高见于深静脉血栓形成、DIC、肺栓塞、SLE、恶性肿瘤转移、肾小球肾炎等。

3.可溶性纤溶蛋白单体复合物测定

(1)原理:根据酶免疫或放射免疫的检测原理,用抗纤维蛋白单克隆抗体测定血浆中可溶性纤维蛋白单体复合物(solube fibrin monomer complex,sFMC)的含量。

(2)参考区间:ELISA 为(48.5±15.6)mg/L;放射免疫法为(50.5±26.1)mg/L。

(3)临床应用:纤维蛋白单体是纤维蛋白原转变为纤维蛋白的中间体,是凝血酶水解纤维蛋白原使其失去 FPA 和 FPB 而产生的。当凝血酶浓度低时,纤维蛋白单体不足以聚合形成纤维蛋白凝块,它们自行和纤维蛋白原或纤维蛋白降解产物结合形成复合物。sFMC 是凝血酶生成的另一标志物。sFMC 升高多见于肝硬化失代偿期、急性白血病(M_3 型)、肿瘤、严重感染、多处严重创伤、产科意外等。

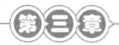

尿 液 检 验

第一节　尿液的理学检验

一、尿量

尿量主要取决于肾小球的滤过率、肾小管重吸收和浓缩与稀释功能。此外尿量变化还与外界因素如每天饮水量、食物种类、周围环境（气温、湿度）、排汗量、年龄、精神因素、活动量等相关。正常成人 24 小时内排尿为 1～1.5 L。

24 小时尿量＞2.5 L 为多尿，可由饮水过多，特别饮用咖啡、茶或者失眠及使用利尿药、静脉输液过多时引起。病理性多尿常因肾小管重吸收和浓缩功能减退如尿崩症、糖尿病、肾功能不全、慢性肾盂肾炎等引起。

24 小时尿量＜0.4 L 为少尿，可因机体缺水或出汗。病理性少尿主要见于脱水、血液浓缩、急性肾小球肾炎、各种慢性肾衰竭、肾移植术后急性排异反应、休克、心功能不全、尿路结石、损伤、肿瘤、尿路先天畸形等。

尿量不增多而仅排尿次数增加为尿频。见于膀胱炎、前列腺炎、尿道炎、肾盂肾炎、体质性神经衰弱、泌尿生殖系统处于激惹状态、磷酸盐尿症、碳酸盐尿症等。

二、外观

尿液外观包括颜色及透明度。正常人新鲜的尿液呈淡黄至橘黄色透明，影响尿液颜色的主要物质为尿色素、尿胆原、尿胆素及卟啉等。此外尿色还受酸碱度、摄入食物或药物的影响。

浑浊度可分为清晰、雾状、云雾状浑浊、明显浑浊几个等级。浑浊的程度根据尿中含混悬物质种类及量而定。正常尿浑浊的主要原因是因含有结晶和上皮细胞所致。病理性浑浊可因尿中含有白细胞、红细胞及细菌所致。放置过久而有轻度浑浊可因尿液酸碱度变化,尿内黏蛋白、核蛋白析出所致。淋巴管破裂产生的乳糜尿也可引起浑浊。在流行性出血热低血压期,尿中可出现蛋白、红细胞、上皮细胞等混合的凝固物,称"膜状物"。常见的外观改变有以下几种。

(一)血尿

尿内含有一定量的红细胞时称为血尿。由于出血量的不同可呈淡红色云雾状,淡洗肉水样或鲜血样,甚至混有凝血块。每升尿内含血量超过 1 mL 可出现淡红色,称为肉眼血尿。主要见于各种原因所致的泌尿系统出血,如肾结石或泌尿系统结石,肾结核、肾肿瘤及某些菌株所致的泌尿系统感染等。洗肉水样外观常见于急性肾小球肾炎。血尿还可由出血性疾病引起,见于血友病和特发性血小板减少性紫癜。镜下血尿指尿液外观变化不明显,而离心沉淀后进行镜检时能看到超过正常数量的红细胞者称镜下血尿。

(二)血红蛋白尿

当发生血管内溶血,血浆中血红蛋白含量增高,超过肝珠蛋白所能结合的量时,未结合的游离血红蛋白便可通过肾小球滤膜而形成血红蛋白尿。在酸性尿中血红蛋白可氧化成为正铁血红蛋白而呈棕色,如含量甚多则呈棕黑色酱油样外观。隐血试验呈强阳性反应,但离心沉淀后上清液颜色不变,镜检时不见红细胞或偶见溶解红细胞之碎屑,可与血尿相区别。卟啉尿症患者,尿液呈红葡萄酒色,碱性尿液中如存在酚红、番茄汁、芦荟等物质,酸性尿液中如存在氨基比林、磺胺等药物也可有不同程度的红色。血红蛋白尿见于蚕豆病、血型不合的输血反应、严重烧伤及阵发性睡眠性血红蛋白尿症等。

(三)胆红素尿

当尿中含有大量的结合胆红素,外观呈深黄色,振荡后泡沫亦呈黄色,若在空气中久置可因胆红素被氧化为胆绿素而使尿液外观呈棕绿色。胆红素见于阻塞性黄疸和肝细胞性黄疸。服用呋喃唑酮、核黄素后尿液亦可呈黄色,但胆红素定性阴性。服用大剂量熊胆粉、牛黄类药物时尿液可呈深黄色。

(四)乳糜尿

外观呈不同程度的乳白色,严重者似乳汁。因淋巴循环受阻,从肠道吸收的乳糜液未能经淋巴管引流入血而逆流进入肾,致使肾盂、输尿管处的淋巴管破裂,淋巴液进入尿液中所致。其主要成分为脂肪微粒及卵磷脂、胆固醇(cholesterol,CHO)、少许纤维蛋白原和清蛋白等。乳糜尿多见于丝虫病,少数可由结核、肿瘤、腹部创伤或手术引起。乳糜尿离心沉淀后外观不变,沉渣中可见少量红细胞和淋巴细胞,丝虫病者偶可于沉渣中查出微丝蚴。乳糜尿需与脓尿或结晶尿等浑浊尿相鉴别,后二者经离心后上清转为澄清,而镜检可见多数的白细胞或盐类结晶,结晶尿加热加酸后浑浊消失。为确诊乳糜尿还可于尿中加少量乙醚振荡提取,因尿中脂性成分溶于乙醚而使水层浑浊程度比原尿减轻。

(五)脓尿

尿液中含有大量白细胞而使外观呈不同程度的黄色浑浊或含脓丝状悬浮物。见于泌尿系统感染及前列腺炎、精囊炎,脓尿蛋白定性常为阳性,镜检可见大量脓细胞。还可通过尿三杯试验初步了解炎症部位,协助临床鉴别诊断。

(六)盐类结晶尿

外观呈白色或淡粉红色颗粒状浑浊,尤其是在气温寒冷时常很快析出沉淀物。这类浑浊尿可通过在试管中加热、加乙酸进行鉴别。尿酸盐加热后浑浊消失,磷酸盐、碳酸盐则浑浊增加,但加乙酸后二者均变清,碳酸盐尿同时产生气泡。

除肉眼观察颜色与浊度外,还可以通过尿三杯试验进一步对病理尿的来源进行初步定位。尿三杯试验是在一次排尿中,人为地把尿液分成 3 段排出,分别盛于 3 个容器内,第 1 杯及第 3 杯每杯约 10 mL,其余大部分排于第 2 杯中。分别观察各杯尿的颜色、浑浊度、并做显微镜检查。多用于男性泌尿生殖系统疾病定位的初步诊断(表 3-1)。

表 3-1　尿三杯试验外观鉴别结果及诊断

第 1 杯	第 2 杯	第 3 杯	初步诊断
有弥散脓液	清晰	清晰	急性尿道炎,且多在前尿道
有脓丝	清晰	清晰	亚急性或慢性尿道炎
有弥散脓液	有弥散脓液	有弥散脓液	尿道以上部位的泌尿系统感染
清晰	清晰	有弥散脓液	前列腺炎、精囊炎、后尿道炎、三角区炎症、膀胱颈部炎症
有脓丝	清晰	有弥散脓液	尿道炎、前列腺炎、精囊炎

尿三杯试验还可鉴别泌尿道出血部位。

1.全程血尿(3 杯尿液均有血液)

血液多来自膀胱颈以上部位。

2.终末血尿(即第 3 杯有血液)

病变多在膀胱三角区、颈部或后尿道(但膀胱肿瘤患者大量出血时,也可见全程血尿)。

3.初期血尿(即第 1 杯有血液)

病变多在尿道或膀胱颈。

三、气味

正常新鲜尿液的气味来自尿内的挥发性酸,尿液久置后,因尿素分解而出现氨臭味。如新排出的尿液即有氨味提示有慢性膀胱炎及慢性尿潴留。糖尿病酮症时,尿液呈烂苹果样气味。此外还有药物和食物,特别是进食蒜、葱、咖喱等,尿液可出现特殊气味。

四、比密

尿比密是指在 4 ℃时尿液与同体积纯水重量之比。尿比密高低随尿中水分、盐类及有机物含量而异,在病理情况下还受尿蛋白、尿糖及细胞成分等影响。如无水代谢失调、尿比密测定可粗略反映肾小管的浓缩稀释功能。

(一)参考值

晨尿或通常饮食条件下:1.015~1.025。

随机尿:1.003~1.035(浮标法)。

(二)临床意义

1.高比密尿

可见于高热、脱水、心功能不全、周围循环衰竭等尿少时,也可见于尿中含葡萄糖和碘造影剂时。

2.低比密尿

可见于慢性肾小球肾炎、肾功能不全、肾盂肾炎、尿崩症、高血压等。慢性肾功能不全者,由于肾单位数目大量减少,尤其伴有远端肾单位浓缩功能障碍时,经常排出比密近于 1.010(与肾小球滤液比密接近)的尿称为等渗尿。

五、血清(浆)和尿渗量的测定

渗量代表溶液中一种或多种溶质中具有渗透活性微粒的总数量,而与微粒的大小、种类及性质无关。只要溶液的渗量相同,都具有相同的渗透压。测定尿渗量可了解尿内全部溶质的微粒总数量,可反映尿内溶质和水的相对排泄速度,以判断肾的浓缩稀释功能。

（一）参考值

血清平均为 290 mOsm/kg H_2O，范围为 280～300 mOsm/kg H_2O。成人尿液 24 小时内为 400～1 400 mOsm/kg H_2O，常见数值为 600～1 000 mOsm/kg H_2O。尿/血清比值应＞3。

（二）临床意义

（1）血清＜280 mOsm/kg H_2O 时为低渗性脱水，＞300 mOsm/kg H_2O 时为高渗性脱水。

（2）禁饮 12 小时，尿渗量＜800 mOsm/kg H_2O 表示肾浓缩功能不全。

（3）急性肾小管功能障碍时，尿渗量降低，尿/血清渗量比值≤1。由于尿渗量仅受溶质微粒数量的影响而改变，很少受蛋白质及葡萄糖等大分子影响。

六、自由水清除率测定

自由水清除率是指单位时间内（每小时或每分钟）尿中排出的游离水量。它可通过血清渗量、尿渗量及单位时间尿量求得。

（一）参考值

－25～－100 mL/h 或－0.4～－1.7 mL/min。

（二）临床意义

（1）自由水清除率为正值代表尿液被稀释，反之为负值时代表尿液被浓缩，其负值越大代表肾浓缩功能越佳。

（2）尿/血清渗量比值常因少尿而影响结果。

（3）急性肾衰竭早期，自由水清除率趋于零值，而且先于临床症状出现之前 2～3 天，常作为判断急性肾衰竭早期诊断指标。在治疗期间，自由水清除率呈现负值，大小还可反映肾功能恢复程度。

（4）可用于观察严重创伤、大手术后低血压、少尿或休克患者髓质功能损害的指标。

（5）肾移植时有助于早期发现急性排异反应，此时可近于零。

（6）用于鉴别非少尿性肾功能不全和肾外性氮质血症，后者往往正常。

第二节　尿液的化学检验

一、尿液蛋白质检查

正常人的肾小球滤液中存在小分子量的蛋白质,在通过近曲小管时绝大部分又被重吸收,因此终尿中的蛋白质含量仅为 $30\sim130$ mg/24 h。随机 1 次尿中蛋白质为 $0\sim80$ mg/L。尿蛋白定性试验为阴性反应。当尿液中蛋白质超过正常范围时称为蛋白尿。含量 >0.1 g/L 时定性试验可阳性。正常时分子量 7 万以上的蛋白质不能通过肾小球滤过膜,而分子量 1 万~3 万的低分子蛋白质虽大多可通过滤过膜,但又为近曲小管重吸收。由肾小管细胞分泌的蛋白如Tamm-Horsfall 蛋白(T-H 蛋白)、SIgA 等以及下尿路分泌的黏液蛋白可进入尿中。尿蛋白质 2/3 来自血浆蛋白,其中清蛋白约占 40%,其余为小分子量的酶如溶菌酶等、肽类、激素等。可按蛋白质的分子量大小分成 3 组。①高分子量蛋白质:分子量 >9 万,含量极微,包括由肾髓袢升支及远曲小管上皮细胞分泌的T-H 糖蛋白及分泌型 IgG 等;②中分子量蛋白质:分子量 4 万~9 万,是以清蛋白为主的血浆蛋白,可占尿蛋白总数的 $1/2\sim2/3$;③低分子量蛋白质:分子量 <4 万,绝大多数已在肾小管重吸收,因此尿中含量极少,如免疫球蛋白 Fc 片段,游离轻链、α_1 微球蛋白、β_2 微球蛋白等。

蛋白尿形成的机制有以下几点。

(一)肾小球性蛋白尿

肾小球因受炎症、毒素等的损害,引起肾小球毛细血管壁通透性增加,滤出较多的血浆蛋白,超过了肾小管重吸收能力所形成的蛋白尿,称为肾小球性蛋白尿。其机制除因肾小球滤过膜的物理性空间构型改变导致"孔径"增大外,还与肾小球滤过膜的各层特别是足突细胞层的唾液酸减少或消失,以致静电屏障作用减弱有关。

(二)肾小管性蛋白尿

由于炎症或中毒引起近曲小管对低分子量蛋白质的重吸收功能减退而出现以低分子量蛋白质为主的蛋白尿,称为肾小管性蛋白尿。尿中以 β_2 微球蛋白、溶菌酶等增多为主,清蛋白正常或轻度增多。单纯性肾小管性蛋白尿,尿蛋白含

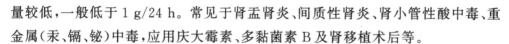

量较低,一般低于 1 g/24 h。常见于肾盂肾炎、间质性肾炎、肾小管性酸中毒、重金属(汞、镉、铋)中毒,应用庆大霉素、多黏菌素 B 及肾移植术后等。

(三)混合性蛋白尿

肾脏病变如同时累及肾小球及肾小管,产生的蛋白尿称混合性蛋白尿。在尿蛋白电泳的图谱中显示低分子量的 β_2-微球蛋白(β_2-MG)及中分子量的清蛋白同时增多,而大分子量的蛋白质较少。

(四)溢出性蛋白尿

血循环中出现大量低分子量(分子量<4.5 万)的蛋白质如本周蛋白。血浆肌红蛋白(分子量为1.4 万)增多超过肾小管回吸收的极限于尿中大量出现时称为肌红蛋白尿,也属于溢出性蛋白尿,见于骨骼肌严重创伤及大面积心肌梗死。

(五)偶然性蛋白尿

当尿中混有多量血、脓、黏液等成分而导致蛋白定性试验阳性时称为偶然性蛋白尿。主要见于泌尿道的炎症、药物、出血及在尿中混入阴道分泌物、男性精液等,一般并不伴有肾本身的损害。

(六)生理性蛋白尿或无症状性蛋白尿

由于各种体外环境因素对机体的影响而导致的尿蛋白含量增多,可分为功能性蛋白尿及直立性蛋白尿。

功能性蛋白尿:机体在剧烈运动、发热、低温刺激、精神紧张、交感神经兴奋等所致的暂时性、轻度的蛋白尿。形成机制可能与上述原因造成肾血管痉挛或充血而使肾小球毛细血管壁的通透性增加所致。当诱发因素消失后,尿蛋白也迅速消失。生理性蛋白尿定性一般不超过(+),定量<0.5 g/24 h,多见于青少年期。

体位性蛋白尿:又称直立性蛋白尿,由于直立体位或腰部前突时引起的蛋白尿。其特点为卧床时尿蛋白定性为阴性,起床活动若干时间后即可出现蛋白尿,尿蛋白定性可达(++)甚至(+++),而平卧后又转成阴性,常见于青少年,可随年龄增长而消失。其机制可能与直立时前突的脊柱压迫肾静脉,或直立时肾的位置向下移动,使肾静脉扭曲而致肾脏处于淤血状态,与淋巴、血流受阻有关。

1.参考值

尿蛋白定性试验:阴性。尿蛋白定量试验:<0.1 g/L 或≤0.15 g/24 h(考马斯亮蓝法)。

2.临床意义

因器质性变,尿内持续性地出现蛋白,尿蛋白含量的多少,可作为判断病情的参考,但蛋白量的多少不能反映肾脏病变的程度和预后。

(1)急性肾小球肾炎:多数由链球菌感染后引起的免疫反应。持续性蛋白尿为其特征。蛋白定性检查常为(+)~(++)、定量检查大多不超过 3 g/24 h,但也有超过 10 g/24 h 者。一般于病后 2~3 周蛋白定性转为少量或微量,2~3 个月后多消失,也可呈间歇性阳性。成人患者消失较慢,若蛋白长期不消退,应疑及体内有感染灶或转为慢性的趋势。

(2)急进性肾小球肾炎:起病急、进展快。如未能有效控制,大多在半年至 1 年内死于尿毒症,以少尿甚至无尿、蛋白尿、血尿和管型尿为特征。

(3)隐匿性肾小球肾炎:临床常无明显症状,但有持续性轻度的蛋白尿。蛋白定性检查多为(±)~(+),定量检查常在 0.2 g/24 h 左右,一般不超过 1 g/24 h,可称为"无症状性蛋白尿"。在呼吸系统感染或过劳后,蛋白可有明显增多,过后可恢复到原有水平。

(4)慢性肾小球肾炎:病变累及肾小球和肾小管,多属于混合性蛋白尿。慢性肾炎普通型,尿蛋白定性检查常为(+)~(+++),定量检查多在 3.5 g/24 h 左右;肾病型则以大量蛋白尿为特征,定性检查为(++)~(++++),定量检查为 3.5~5 g/24 h 或以上,但晚期,由于肾小球大部毁坏,蛋白排出量反而减少。

(5)肾病综合征:是由多种原因引起的一组临床症候群,包括慢性肾炎肾病型、类脂性肾病、膜性肾小球肾炎、狼疮性肾炎肾病型、糖尿病型肾病综合征和一些原因不明确的肾病综合征等。临床表现以水肿、大量蛋白尿、低蛋白血症、高脂血症为特征,尿蛋白含量较高,且易起泡沫,定性试验多为(+++)~(++++),定量试验常为 3.5~10 g/24 h,最多达 20 g 者。

(6)肾盂肾炎:为泌尿系统最常见的感染性疾病,临床上分为急性和慢性两期。急性期尿液的改变为脓尿,尿蛋白多为(±)~(++)。每天排出量不超过 1 g。如出现大量蛋白尿应考虑有否肾小球肾炎、肾病综合征或肾结核并发感染的可能性。慢性期尿蛋白可呈间歇性阳性,常为(+)~(++),并可见混合细胞群和白细胞管型。

(7)肾内毒性物质引起的损害:由金属盐类如汞、镉、铀、铬、砷和铋等或有机溶剂如甲醇、甲苯、四氯化碳等以及抗菌药类如磺胺、新霉素、卡那霉素、庆大霉素、多黏菌素 B、甲氧苯青霉素等,可引起肾小管上皮细胞肿胀、退行性变和坏死等改变,故又称坏死性肾病。系因肾小管对低分子蛋白质重吸收障碍而形成的轻度或中等量蛋白尿,一般不超过 1.5 g/24 h,并有明显的管型尿。

(8)系统性红斑狼疮的肾脏损害:本病在组织学上显示有肾脏病变者高达 90%～100%,但以肾脏病而发病者仅为 3%～5%。其病理改变以肾小球毛细血管丛为主,有免疫复合物沉淀和基底膜增厚。轻度损害型尿蛋白常在(＋)～(＋＋),定量检查为 0.5～1 g/24 h。肾病综合征型则尿蛋白大量增多。

(9)肾移植:肾移植后,因缺血而造成的肾小管功能损害,有明显的蛋白尿,可持续数周,当循环改善后尿蛋白减少或消失,如再度出现蛋白尿或尿蛋白含量较前增加,并伴有尿沉渣的改变,常提示有排异反应发生。

(10)妊娠和妊娠中毒症:正常孕妇尿中蛋白可轻微增加,属于生理性蛋白尿。此与肾小球滤过率和有效肾血流量较妊娠前增加 30%～50% 以及妊娠所致的直立性蛋白尿(约占 20%)有关。妊娠中毒症则因肾小球的小动脉痉挛,血管腔变窄,肾血流量减少,组织缺氧使其通透性增加,血浆蛋白从肾小球漏出之故。尿蛋白多为(＋)～(＋＋),病情严重时可增至(＋＋＋)～(＋＋＋＋),如定量超过 5 g/24 h,提示为重度妊娠中毒症。

二、本周蛋白尿检查

本周蛋白是免疫球蛋白的轻链单体或二聚体,属于不完全抗体球蛋白,分为 K 型和 X 型,其分子量分别为 22 000 和 44 000,蛋白电泳时可在 α_2～γ 球蛋白区带间的某个部位出现 M 区带,多位于 γ 区带及 β～γ 区。易从肾脏排出称轻链尿。可通过肾小球滤过膜滤出,若其量超过近曲小管所能吸收的极限,则从尿中排出,在尿中排出率多于清蛋白。肾小管对本周蛋白具有重吸收及异化作用,通过肾排泄时,可抑制肾小管对其他蛋白成分的重吸收,并可损害近曲、远曲小管,因而导致肾功能障碍及形成蛋白尿,同时有清蛋白及其他蛋白成分排出。本周蛋白在加热至40℃～60℃时可发生凝固,温度升至90～100 ℃时可再溶解,故又称凝溶蛋白。

(一)原理

尿内本周蛋白在加热 40～60 ℃ 时,出现凝固沉淀,继续加热至 90～100 ℃ 时又可再溶解,故利用此凝溶特性可将此蛋白与其他蛋白区分。

(二)参考值

尿本周蛋白定性试验:阴性(加热凝固法或甲苯磺酸法)。

(三)临床意义

1.多发性骨髓瘤

多发性骨髓瘤是浆细胞恶性增生所致的肿瘤性疾病,其异常浆细胞(骨髓瘤细胞),在制作免疫球蛋白的过程中,产生过多的轻链且在未与重链装配前即从细胞内分泌排出,经血循环由肾脏排至尿中,有 35%～65% 的病例本周蛋白尿呈阳性反应,但每天排出量有很大差别,可从 1 g 至数十克,最高达 90 g 者,有时定性试验呈间歇阳性,故一次检验阴性不能排除本病。

2.华氏巨球蛋白血症

属浆细胞恶性增殖性疾病,血清内 IgM 显著增高为本病的重要特征,约有 20% 的患者尿内可出现本周蛋白。

3.其他疾病

如淀粉样变性、恶性淋巴瘤、慢性淋巴细胞性白血病、转移瘤、慢性肾小球肾炎、肾盂肾炎、肾癌等患者尿中也偶见本周蛋白,可能与尿中存在免疫球蛋白碎片有关。

三、尿液血红蛋白、肌红蛋白及其代谢产物的检查

(一)血红蛋白尿的检查

当血管内有大量红细胞破坏,血浆中游离血红蛋白超过 1.5 g/L(正常情况下肝珠蛋白最大结合力为 1.5 g/L 血浆)时,血红蛋白随尿排出,尿中血红蛋白检查阳性,称血红蛋白尿。血红蛋白尿特点,外观呈脓茶色或透明的酱油色,镜检时无红细胞,但隐血呈阳性反应。

1.原理

血红蛋白中的亚铁血红素有类似过氧化物酶活性,能催化过氧化氢放出新生态的氧,氧化受体氨基比林使之呈色,借以识别血红蛋白的存在。

2.参考值

正常人尿中血红蛋白定性试验:阴性(氨基比林法)。

3.临床意义

(1)阳性可见于各种引起血管内溶血的疾病,如葡萄糖-6-磷酸脱氢酶缺乏在食蚕豆或使用药物伯氨喹、磺胺、菲那西丁时引起的溶血。

(2)血型不合输血引起的急性溶血,广泛性烧伤、恶性疟疾、某些传染病(猩红热、伤寒、丹毒)、毒蕈中毒、毒蛇咬伤等大都有变性的血红蛋白出现。

(3)遗传性或继发性溶血性贫血,如阵发性寒冷性血红蛋白尿症、行军性血

红蛋白尿症及阵发性睡眠性血红蛋白尿症。

（4）自身免疫性溶血性贫血、系统性红斑狼疮等。

（二）肌红蛋白尿的检查

肌红蛋白是横纹肌、心肌细胞内的一种含亚铁血红素的蛋白质，其结构及特性与血红蛋白相似，但仅有一条肽链，分子量为1.6万～1.75万。当肌肉组织受损伤时，肌红蛋白可大量释放到细胞外入血流，因分子量小，可由肾排出。尿中肌红蛋白检查阳性，称肌红蛋白尿。

1.原理

肌红蛋白和血红蛋白一样，分子中含有血红素基团，具有过氧化物酶活性，能用邻甲苯胺或氨基比林与过氧化氢呈色来鉴定，肌红蛋白在80％饱和硫酸铵浓度下溶解，而血红蛋白和其他蛋白质则发生沉淀，可资区别。

2.参考值

肌红蛋白定性反应：阴性（硫酸铵法）。肌红蛋白定量试验：＜4 mg/L（酶联免疫吸附法）。

3.临床意义

（1）阵发性肌红蛋白尿：肌肉疼痛性痉挛发作72小时后出现肌红蛋白尿。

（2）行军性肌红蛋白尿：非习惯性过度运动。

（3）创伤：挤压综合征、子弹伤、烧伤、电击伤、手术创伤。

（4）原发性肌疾病：肌肉萎缩、皮肌炎及多发性肌炎、肌肉营养不良等。

（5）组织局部缺血性肌红蛋白尿：心肌梗死早期、动脉梗死。

（6）代谢性肌红蛋白尿：乙醇中毒、砷化氢、一氧化碳中毒、巴比妥中毒、肌糖原积累等。

（三）含铁血黄素尿的检查

含铁血黄素尿为尿中含有暗黄色不稳定的铁蛋白聚合体，是含铁的棕色色素。血管内溶血时肾在清除游离血红蛋白过程中，血红蛋白大部分随尿排出，产生血红蛋白尿。其中的一部分血红蛋白被肾小管上皮细胞重吸收，并在细胞内分解成含铁血黄素，当这些细胞脱落至尿中时，可用铁染色法检出，细胞解体时，则含铁血黄素颗粒释放于尿中，也可用普鲁士蓝反应予以鉴别。

1.原理

含铁血黄素中的高铁离子，在酸性环境下与亚铁氰化物作用，产生蓝色的亚铁氰化铁，又称普鲁士蓝反应。

2.参考值

含铁血黄素定性试验:阴性(普鲁士蓝法)。

3.临床意义

尿内含铁血红素检查,对诊断慢性血管内溶血有一定价值,主要见于阵发性睡眠性血红蛋白尿症、行军性肌红蛋白尿、自身免疫溶血性贫血、严重肌肉疾病等。但急性溶血初期,血红蛋白检查阳性,因血红蛋白尚未被肾上皮细胞摄取,未形成含铁血黄素,本试验可呈阴性。

(四)尿中卟啉及其衍生物检查

卟啉是血红素生物合成的中间体,为构成动物血红蛋白、肌红蛋白、过氧化氢酶、细胞色素等的重要成分。是由 4 个吡咯环连接而成的环状化合物。血红素的合成过程十分复杂,其基本原料是琥珀酰辅酶 A 和甘氨酸,B 族维生素也参与作用。正常人血和尿中含有少量的卟啉类化合物。卟啉病是一种先天性或获得性卟啉代谢紊乱的疾病,其产物大量由尿和粪便排出,并出现皮肤、内脏、精神和神经症状。

1.卟啉定性检查

(1)原理:尿中卟啉类化合物(金属卟啉、粪卟啉、原卟啉)在酸性条件下用乙酸乙酯提取,经紫外线照射下显红色荧光。

(2)参考值:尿卟啉定性试验阴性(Haining 法)。

2.卟胆原定性检查

(1)原理:尿中卟胆原是血红素合成的前身物质,它与对二甲氨基苯甲醛在酸性溶液中作用,生成红色缩合物。尿胆原及吲哚类化合物亦可与试剂作用,形成红色。但前者可用氯仿将红色提取,后者可用正丁醇将红色抽提除去,残留的尿液如仍呈红色,提示有卟胆原。

(2)参考值:尿卟胆原定性试验阴性(Watson-Schwartz 法)。

(3)临床意义:卟啉病引起卟啉代谢紊乱,导致其合成异常和卟啉及其前身物与氨基-γ-酮戊酸及卟胆原的排泄异常,在这种异常代谢过程中产生的尿卟啉、粪卟啉大量排出。其临床应用主要有:①肝性卟啉病呈阳性;②鉴别急性间歇性卟啉病。因患者出现腹痛、胃肠道症状、精神症状等,易与急性阑尾炎、肠梗阻、神经精神疾病混淆,检查卟胆原可作为鉴别诊断参考。

四、尿糖检查

临床上出现在尿液中的糖类,主要是葡萄糖尿,偶见乳糖尿、戊糖尿、半乳糖尿等。正常人尿液中可有微量葡萄糖,每天尿内排出<2.8 mmol/24 h,用定性方法检查为阴性。糖定性试验呈阳性的尿液称为糖尿,尿糖形成的原因为:当血中葡萄糖浓度>8.8 mmol/L 时,肾小球滤过的葡萄糖量超过肾小管重吸收能力("肾糖阈")即可出现糖尿。

尿中出现葡萄糖取决于 3 个因素:①动脉血中葡萄糖浓度;②每分钟流经肾小球中的血浆量;③近端肾小管上皮细胞重吸收葡萄糖的能力即肾糖阈。肾糖阈可随肾小球滤过率和肾小管葡萄糖重吸收率的变化而改变。当肾小球滤过率减低时可导致"肾糖阈"提高,而肾小管重吸收减少时则可引起肾糖阈降低。葡萄糖尿除因血糖浓度过高引起外,也可因肾小管重吸收能力降低引起,后者血糖可正常。

(一)参考值

尿糖定性试验:阴性(葡萄糖氧化酶试带法)。尿糖定量试验:<2.8 mmol/24 h (<0.5 g/24 h),浓度为 0.1~0.8 mmol/L。

(二)临床意义

1.血糖增高性糖尿

(1)饮食性糖尿:因短时间摄入大量糖类(>200 g)而引起。确诊须检查清晨空腹的尿液。

(2)持续性糖尿:清晨空腹尿中呈持续阳性,常见于因胰岛素绝对或相对不足所致糖尿病,此时空腹血糖水平常已超过肾阈,24 小时尿中排糖近于 100 g 或更多,每天尿糖总量与病情轻重相平行。如并发肾小球动脉硬化症,则肾小球滤过率减少,肾糖阈升高,此时血糖虽已超常,尿糖亦呈阴性,进食后 2 小时由于负载增加则可见血糖升高,尿糖阳性,对于此型糖尿病患者,不仅需要检查空腹血糖及尿糖定量,还需进一步进行糖耐量试验。

(3)其他疾病血糖增高性糖尿见于:①甲状腺功能亢进,由于肠壁的血流加速和糖的吸收增快,因而在饭后血糖增高而出现糖尿;②肢端肥大症,可因生长激素分泌旺盛而致血糖升高,出现糖尿;③嗜铬细胞瘤,可因肾上腺素及去甲肾上腺素大量分泌,致使磷酸化酶活性增强,促使肝糖原降解为葡萄糖,引起血糖升高而出现糖尿;④库欣综合征,因皮质醇分泌增多,使糖原异生旺盛,抑制己糖磷酸激酶和对抗胰岛素作用,因而出现糖尿。

(4)一过性糖尿:又称应激性糖尿,见于颅脑外伤、脑血管意外、情绪激动等情况下,脑血糖中枢受到刺激,导致肾上腺素、胰高血糖素大量释放,因而可出现暂时性高血糖和糖尿。

2.血糖正常性糖尿

肾性糖尿属血糖正常性糖尿,因近曲小管对葡萄糖的重吸收功能低下所致。其中先天性者为家族性肾性糖尿,见于范可尼综合征,患者出现糖尿而空腹血糖、糖耐量试验均正常;新生儿糖尿是因肾小管功能还不完善;后天获得性肾性糖尿可见于慢性肾小球肾炎和肾病综合征时。妊娠后期及哺乳期妇女,出现糖尿可能与肾小球滤过率增加有关。

3.尿中其他糖类

尿中除葡萄糖外还可出现乳糖、半乳糖、果糖、戊糖等,除受进食种类不同影响外,可能与遗传代谢紊乱有关。

(1)乳糖尿:有生理性和病理性两种,前者出现在妊娠末期或产后 2～5 天,后者见于消化不良的患儿尿中,当乳糖摄取量在 150 g 以上时因缺乏乳糖酶1,则发生乳糖尿。

(2)半乳糖尿:先天性半乳糖血症是一种常染色体隐性遗传性疾病。由于缺乏半乳糖-1-磷酸尿苷转化酶或半乳糖激酶,不能将食物内半乳糖转化为葡萄糖所致,患儿可出现肝大、肝功损害、生长发育停滞、智力减退、哺乳后不安、拒食、呕吐、腹泻、肾小管功能障碍等,此外还可查出氨基酸尿(精、丝、甘氨酸等)。由半乳糖激酶缺乏所致白内障患者也可出现半乳糖尿。

(3)果糖尿:正常人尿液中偶见果糖,摄取大量果糖后尿中可出现暂时性果糖阳性。在肝脏功能障碍时,肝脏对果糖的利用下降,导致血中果糖升高而出现果糖尿。

(4)戊糖尿:尿液中出现的主要是 L-阿拉伯糖和 L-木糖。在食用枣、李子、樱桃及其他果汁等含戊糖多的食品后,一过性地出现在尿液中,后天性戊糖增多症,是因为缺乏从 L-木酮糖向木糖醇的转移酶,尿中每天排出木酮糖 4～5 g。

五、尿酮体检查

酮体是乙酰乙酸、β-羟丁酸及丙酮的总称,为体内脂肪酸代谢的中间产物。正常人血中丙酮浓度较低,为 2.0～4.0 mg/L,其中乙酰乙酸、β-羟丁酸、丙酮分别约占 20%、78%、2%。一般检查方法为阴性。在饥饿,各种原因引起糖代谢发生障碍、脂肪分解增加及糖尿病酸中毒时,因产生酮体速度大于组织利用速度,可出现酮血症,继而产生酮尿。

(一)原理

尿中丙酮和乙酰乙酸在碱性溶液中与硝普钠作用产生紫红色化合物。

（二）参考值

尿酮体定性试验：阴性（Rothera 法）。

（三）临床意义

1.糖尿病酮症酸中毒

由于糖利用减少、分解脂肪产生酮体增加而引起酮症，尿内酮体呈强阳性反应。当肾功能严重损伤而肾阈值增高时，尿酮体可减少，甚至完全消失。

2.非糖尿病性酮症者

如感染性疾病发热期、严重腹泻、呕吐、饥饿、禁食过久、全身麻醉后等均可出现酮尿。妊娠妇女常因妊娠反应，呕吐、进食少，以致体脂降解代谢明显增多，发生酮病而致酮尿。

3.中毒

如氯仿、乙醚麻醉后、磷中毒等。

4.服用双胍类降糖药

如苯乙双胍等，由于药物有抑制细胞呼吸的作用，可出现血糖降低，但酮尿阳性的现象。

六、脂肪尿和乳糜尿检查

尿液中混有脂肪小滴时称为脂肪尿。尿中含有淋巴液、外观呈乳糜状称乳糜尿。由呈胶体状的乳糜微粒和蛋白质组成，其形成原因是经肠道吸收的脂肪皂化后成乳糜液，由于种种原因致淋巴引流不畅而未能进入血液循环，以至逆流在泌尿系统淋巴管中时，可致淋巴管内压力升高、曲张破裂、乳糜液流入尿中呈乳汁样。乳糜尿中混有血液，则称乳糜血尿。乳糜尿中主要含卵磷脂、CHO、脂酸盐及少量纤维蛋白原、清蛋白等。如合并泌尿道感染，则可出现乳糜脓尿。

（一）原理

乳糜由脂肪微粒组成，较大的脂粒在镜下呈球形，用苏丹Ⅲ染成红色者为乳糜阳性。过小的脂粒，不易在镜下观察，可利用其溶解乙醚的特性，加乙醚后使乳白色浑浊尿变清，即为乳糜阳性。

（二）参考值

乳糜定性试验：阴性。

(三)临床意义

1.淋巴管阻塞

常见于丝虫病,乳糜尿是慢性期丝虫病的主要临床表现之一。这是由丝虫在淋巴系统中,引起炎症反复发作,大量纤维组织增生,使腹部淋巴管或胸导管广泛阻塞所致。

2.过度疲劳、妊娠及分娩后等因素

诱发出现间歇性乳糜尿,偶尔也见少数病例呈持续阳性。

3.其他

先天性淋巴管畸形、腹内结核、肿瘤、胸腹部创伤、手术伤、糖尿病、高脂血症、肾盂肾炎、棘球蚴病、疟疾等也可引起乳糜尿。

七、尿液胆色素检查

尿中胆色素包括胆红素、尿胆原及尿胆素。由于送检多为新鲜尿,尿胆原尚未氧化成尿胆素,故临床多查尿胆红素及尿胆原。

(一)胆红素检查

胆红素是血红蛋白分解代谢的中间产物,是胆汁中的主要成分,可分为未经肝处理的未结合胆红素和经肝与葡萄糖醛酸结合形成的结合胆红素。未结合胆红素不溶于水,在血中与蛋白质结合不能通过肾小球滤膜。结合胆红素分子量小,溶解度高,可通过肾小球滤膜,由尿中排出。由于正常人血中结合胆红素含量很低($<4\ \mu mol/L$),滤过量极少,因此尿中检不出胆红素,如血中结合胆红素增加可通过肾小球滤膜使尿中结合胆红素增加,尿胆红素试验阳性反应。

1.原理

尿液中的胆红素与重氮试剂作用,生成红色的偶氮化合物。红色的深浅大体能反应胆红素含量的多少。

2.参考值

胆红素试验:阴性(试带法)。

(二)尿胆原检查

1.原理

尿胆原在酸性溶液中与对二甲氨基苯甲醛作用,生成樱红色化合物。

2.参考值

尿胆原定性试验:正常人为弱阳性,其稀释度在1:20以下(改良 Ehrlich 法)。

（三）尿胆素检查

1.原理

在无胆红素的尿液中,加入碘液,使尿中尿胆原氧化成尿胆素,当与试剂中的锌离子作用,形成带绿色荧光的尿胆素-锌复合物。

2.参考值

尿胆素定性试验:阴性(Schilesinger法)。

3.临床意义

临床上根据黄疸产生的机制可区分为溶血性黄疸、肝细胞性和阻塞性黄疸三型。尿三胆检验在诊断鉴别三型黄疸上有重要意义。

（1）溶血性黄疸:见于体内大量溶血时,如溶血性贫血、疟疾、大面积烧伤等。由于红细胞破坏时未结合胆红素增加,使血中含量增高,未结合胆红素不能通过肾,尿中胆红素检查为阴性。未结合胆红素增加,导致肝细胞代偿性产生更多的结合胆红素。当将其排入肠道后转变为粪胆原的量亦增多,尿胆原的形成也增加,而肝脏重新利用尿胆原的能力有限(肝功能也可能同时受损)所以尿胆原的含量也增加可呈阳性或强阳性。

（2）肝细胞性黄疸:肝细胞损伤时其对胆红素的摄取、结合、排除功能均可能发生障碍。由于肝细胞坏死、肝细胞肿胀、毛细胆管受压,而在肿胀与坏死的肝细胞间弥散经血窦使胆红素进入血液循环,导致血中结合胆红素升高,因其可溶于水并经肾排出,使尿胆红素试验呈阳性。但由于肝细胞处理未结合胆红素及尿胆原的能力下降,故血中未结合胆红素及尿胆原均可增加,此外经肠道吸收的粪胆原也因肝细胞受损不能将其转变为胆红素,而以尿胆原形式由尿中排出,因此在肝细胞黄疸时尿中胆红素与尿胆原均呈明显阳性,而粪便中尿胆原则往往减少。在急性病毒性肝炎时,尿胆红素阳性可早于临床黄疸。其他原因引起的肝细胞黄疸,如药物、毒物引起的中毒性肝炎也出现类似结果。

（3）阻塞性黄疸:胆汁淤积使肝胆管内压增高,导致毛细胆管破裂,结合胆红素不能排入肠道而逆流入血由尿中排出,尿胆红素检查呈阳性。由于胆汁排入肠道受阻,故尿胆原、粪胆原均显著减少。可见于各种原因引起的肝内外完全或不完全梗阻,如胆石症、胆管癌、胰头癌、原发性胆汁性肝硬化等。

八、尿液氨基酸检查

尿中有一种或数种氨基酸增多称为氨基酸尿。随着对遗传病的认识,氨基酸尿的检查已受到重视。由于血浆氨基酸的肾阈较高,正常尿中只能出现少量氨基酸。即使被肾小球滤出,也很易被肾小管重吸收。尿中氨基酸分为游离和结合二型,其中游离型排出量约为 1.1 g/24 h,结合型约为 2 g/24 h。结合型是氨基酸在体内转化的产物如甘氨酸与苯甲酸结合生成马尿酸;N-乙酰谷氨酸与苯甲酸结合生成苯乙酰谷氨酸。正常尿中氨基酸含量与血浆中明显不同,尿中氨基酸以甘氨酸、组氨酸、赖氨酸、丝氨酸及氨基乙磺酸为主。排泄量在年龄组上有较大差异,某些氨基酸儿童的排出量高于成人,可能由于儿童肾小管发育未成熟,重吸收减少之故。但成人的 β-氨基异丁酸、甘氨酸、门冬氨酸等又明显高于儿童。尿氨基酸除与年龄有关外,也因饮食、遗传和生理变化而有明显差别,如妊娠期尿中组氨酸、苏氨酸可明显增加。检查尿中氨基酸及其代谢产物,可作为遗传性疾病氨基酸异常的筛选试验。血中氨基酸浓度增加,可溢出在尿中,见于某些先天性疾病。如因肾受毒物或药物的损伤,肾小管重吸收障碍,肾阈值降低,所致肾型氨基酸尿时,患者血中氨基酸浓度则不高。

(一)胱氨酸尿检查

胱氨酸尿是先天性代谢病,主要原因是肾小管对胱氨酸、赖氨酸、精氨酸和鸟氨酸的重吸收障碍导致尿中这些氨基酸排出量增加。由于胱氨酸难溶解,易达到饱和,易析出而形成结晶,反复发生结石,尿路梗阻合并尿路感染;严重者可形成肾盂积水、梗阻性肾病,最后导致肾衰竭。

1.原理

胱氨酸经氰化钠作用后,与亚硝基氰化钠产生紫红色反应。

2.参考值

胱氨酸定性试验:阴性或弱阳性。胱氨酸定量试验:正常尿中胱氨酸、半胱氨酸为 83～830 μmol(10～100 mg)/24 h 尿(硝普钠法)。

3.临床意义

定性如呈明显阳性为病理变化,见于胱氨酸尿症。

(二)酪氨酸尿检查

酪氨酸代谢病是一种罕见的遗传性疾病。由于缺乏对羟基苯丙酮酸氧化酶和酪氨酸转氨酶,尿中对羟基苯丙酮酸和酪氨酸显著增加,临床表现为结节性肝硬化、腹部膨大、脾大、多发性肾小管功能障碍等。

1.原理

酪氨酸与硝酸亚汞和硝酸汞反应生成一种红色沉淀物。

2.参考值

尿酪氨酸定性试验:阴性(亚硝基苯酚法)。

3.临床意义

临床见于急性磷、氯仿或四氯化碳中毒,急性重型肝炎或肝硬化、白血病、糖尿病性昏迷或伤寒等。

(三)苯丙酮尿检查

苯丙酮尿症是由于患者肝脏中缺乏苯丙氨酸羟化酶,使苯丙氨酸不能氧化成酪氨酸,只能变成苯丙酮酸。大量苯丙氨酸和苯丙酮酸累积在血液和脑脊液中,并随尿液排出。

1.原理

尿液中的苯丙酮酸在酸性条件下,与三氯化铁作用,生成蓝绿色。

2.参考值

尿液苯丙酮酸定性试验:阴性(三氯化铁法)。

3.临床意义

苯丙酮酸尿见于先天性苯丙酮酸尿症。大量的苯丙酮酸在体内蓄积,对患者的神经系统造成损害并影响体内色素的代谢。此病多在小儿中发现,患者的智力发育不全,皮肤和毛发颜色较淡。

(四)尿黑酸检查

尿黑酸是一种罕见的常染色体隐性遗传病,本病是由于患者体内缺乏使黑酸转化为乙酰乙酸的尿黑酸氧化酶,而使酪氨酸和苯丙氨酸代谢终止在尿黑酸阶段。尿黑酸由尿排出后,暴露在空气中逐渐氧化成黑色素。其早期临床症状为尿呈黑色,皮肤色素沉着,在儿童期和青年期往往被忽视,但在中老年期常发生脊柱和大关节炎等严重情况。

1.原理

尿液中的尿黑酸与硝酸银作用,遇上氨产生黑色沉淀,借以识别尿黑酸的存在。

2.参考值

尿黑酸定性试验:阴性(硝酸银法)。

3.临床意义

黑酸尿在婴儿期易观察,因其尿布上常有黑色污斑。患者一般无临床症状,至老年时可产生褐黄病(即双颊、鼻、巩膜及耳郭呈灰黑色或褐色),是尿黑酸长期在组织中储积所致。

(五)Hartnup病的检查

Hartnup病是一种先天性常染色体隐性遗传病。由于烟酰胺缺乏,患者常表现为糙皮病性皮疹及小脑共济失调。这是由于肾小管对色氨酸重吸收发生障碍所致。可用薄层法予以确证,在层析图上可见 10 种以上的氨基酸。

1.原理

2,4-二硝基苯肼与尿中存在的 α-酮酸(由异常出现的单氨基单羧基中性氨基酸经代谢所致)作用生成一种白色沉淀物。

2.参考值

Hartnup 病的检查:阴性(2,4-二硝基苯肼法)。

3.临床意义

当发生先天性或获得性代谢缺陷时,尿中一种或数种氨基酸量比正常增多,称为氨基酸尿。

(1)肾性氨基酸尿:这是由于肾小管对某些氨基酸的重吸收发生障碍所致。非特异性:Fanconi 综合征(多发性肾近曲小管功能不全)、胱氨酸病、Wilson 病(进行性肝豆状核变性)、半乳糖血症。特异性:胱氨酸尿、甘氨酸尿。

(2)溢出性氨基酸尿:由于氨基酸中间代谢的缺陷,导致血浆中某些氨基酸水平的升高,超过正常肾小管重吸收能力,使氨基酸溢入尿中。非特异性:肝病、早产儿和新生儿、巨幼细胞性贫血、铅中毒、肌肉营养不良、Wilson 病及白血病等。遗传性或先天性:槭糖尿病、Hartnup 病(遗传性烟酰胺缺乏)、苯丙酮尿。

(3)由氨基酸衍生物的异常排泄所致:黑酸尿、草酸盐沉积症、苯丙酮尿及吡哆醇缺乏。

九、尿酸碱度检查

尿液酸碱度即尿的 pH,可反映肾脏调节体液酸碱平衡的能力。尿液 pH 主要由肾小管泌 H^+,分泌可滴定酸、铵的形成、重碳酸盐的重吸收等因素决定,其中最重要的是酸性磷酸盐及碱性磷酸盐的相对含量,如前者多于后者,尿呈酸性反应,反之呈中性或碱性反应。尿 pH 受饮食种类影响很大,如进食蛋白质较多,则由尿排出的磷酸盐及硫酸盐增多,尿 pH 较低;而进食蔬菜多时尿 pH 常 >6。当每次进食后,由于胃黏膜要分泌多量盐酸以助消化,为保证有足够的 H^+ 和 Cl^- 进入消化液,则尿液泌 H^+ 减少和 Cl^- 的重吸收增加,而使尿 pH 呈一过性增高,称之为碱潮。其他如运动、饥饿、出汗等生理活动,夜间入睡后呼吸变慢,体内酸性代谢产物均可使尿 pH 降低。药物、不同疾病等多种因素也影响尿液 pH。

(一)原理

甲基红和溴麝香草酚蓝指示剂适当配合可反映 pH4.5~9.0 的变异范围。

(二)参考值

尿的 pH:正常人在普通膳食条件下尿液 pH 为 4.6~8.0(平均 6.0)(试带法)。

(三)临床意义

1.尿 pH 降低

酸中毒、慢性肾小球肾炎、痛风、糖尿病等排酸增加;呼吸性酸中毒,因 CO_2 潴留等,尿多呈酸性。

2.尿 pH 升高

频繁呕吐丢失胃酸、服用重碳酸盐、尿路感染、换氧过度及丢失 CO_2 过多的呼吸性碱中毒,尿呈碱性。

3.尿液 pH 一般与细胞外液 pH 变化平行

但应注意:①低钾血症性碱中毒时,由于肾小管分泌 H^+ 增加,尿酸性增强,反之,高钾性酸中毒时,排 K^+ 增加,肾小管分泌 H^+ 减少,可呈碱性尿;②变形杆菌性尿路感染时,由于尿素分解成氨,呈碱性尿;③肾小管性酸中毒时,因肾小管形成 H^+、排出 H^+ 及 H^+-Na^+ 交换能力下降,尽管体内为明显酸中毒,但尿 pH 呈相对偏碱性。

十、尿路感染的过筛检查

尿路感染的频度仅次于呼吸道感染,其中有 70%~80% 因无症状而忽略不治,成为导致发展成肾病的一个原因。无症状性尿路感染的发生率很高,18% 的妇女有潜在性尿路感染。

(一)氯化三苯四氮唑还原试验

此法是利蒙(Limon)在 1962 年提出的一种尿路感染诊断试验。当尿中细菌在 10^5 个/mL 时,本试验为阳性,肾盂肾炎的阳性为 68%~94%。

原理:无色的氯化三苯四氮唑,可被大肠埃希菌等代谢产物还原成三苯甲腙,呈桃红色至红色沉淀。

(二)尿内亚硝酸盐试验

本试验又称 Griess 试验。当尿路感染的细菌有还原硝酸盐为亚硝酸盐的能力时,本试验呈阳性反应。大肠埃希菌属、枸橼酸杆菌属、变形杆菌属、假单胞菌属等皆有还原能力,肾盂肾炎的阳性率可达 69%~80%。

原理:大肠埃希菌等革兰氏阴性杆菌,能还原尿液中的硝酸盐为亚硝酸盐,使试剂中的对氨基苯磺酸重氮化,成为对重氮苯磺酸。对氨基苯磺酸再与 α-萘胺结合成 N-α-萘胺偶氮苯磺酸,呈现红色。

十一、泌尿系统结石检查

泌尿系统结石是指在泌尿系统内因尿液浓缩沉淀形成颗粒或成块样聚集物,包括肾结石、输尿管结石、膀胱结石和尿路结石,为常见病,好发于青壮年,近年来发病率有上升趋势。尿结石病因较复杂,近年报道的原因:①原因不明、机制不清的尿结石称为原发性尿石;②微小细菌引起的尿石:近年由芬兰科学家证明形成肾结石的原因是由自身能够形成矿物外壳的微小细菌;③代谢性尿石:是由体内或肾内代谢紊乱而引起,如甲状腺功能亢进、特发性尿钙症引起尿钙增高、痛风的尿酸排泄增加、肾小管酸中毒时磷酸盐大量增加等,其形成结石多为尿酸盐、碳酸盐、胱氨酸、黄嘌呤结石;④继发性或感染性结石:主要为泌尿系统细菌感染,特别是能分解尿素的细菌如变形杆菌将尿素分解为游离氨使尿液碱化,促使磷酸盐、碳酸盐以菌团或脓块为核心而形成结石。此外,结石的形成与种族(黑人发病少)、遗传(胱氨酸结石有遗传趋势)、性别、年龄、地理环境、饮食习惯、营养状况以及尿路本身疾病如尿路狭窄、前列腺增生等均有关系。

结石的成分主要有 6 种,按所占比例高低依次为草酸盐、磷酸盐、尿酸盐、碳酸盐、胱氨酸及黄嘌呤。多数结石混合两种或两种以上成分。因晶体占结石重量常超过 60%,因此临床常以晶体成分命名。

第三节 尿液的沉渣检验

尿沉渣检查是用显微镜对尿沉淀物进行检查,识别尿液中细胞、管型、结晶、细菌、寄生虫等各种病理成分,辅助对泌尿系统疾病做出诊断、定位、鉴别诊断及预后判断的重要试验项目。

一、尿细胞成分检查

(一)红细胞

正常人尿沉渣镜检红细胞为 0~3 个/HP。若红细胞>3 个/HP 以上,尿液外观无血色者,称为镜下血尿,应考虑为异常。

新鲜尿中红细胞形态对鉴别肾小球源性和非肾小球源性血尿有重要价值,

因此除注意红细胞数量外还要注意其形态,正常红细胞直径为 7.5 μm。异常红细胞:小红细胞直径<6 μm;大细胞直径>9 μm;巨红细胞>10 μm。用显微镜观察,可将尿中红细胞分成 4 种。

1.均一形红细胞

红细胞外形及大小正常,以正常红细胞为主,在少数情况下也可见到丢失血红蛋白的影细胞或外形轻微改变的棘细胞,整个尿沉渣中不存在两种以上的类型。一般通称为 O 型细胞。

2.多变形红细胞

红细胞大小不等,外形呈两种以上的多形性变化,常见以下形态:胞质从胞膜向外突出呈相对致密小泡,胞膜破裂,部分胞质丢失;胞质呈颗粒状,沿细胞膜内侧间断沉着;细胞的一侧向外展,类似葫芦状或发芽的酵母状;胞质内有散在的相对致密物,成细颗粒状;胞质向四周集中形似炸面包圈样以及破碎的红细胞等,称为Ⅰ型。

3.变形红细胞

多为皱缩红细胞,主要为膜皱缩、血红蛋白浓缩,呈高色素性,体积变小,胞膜可见棘状突起,棘突之间看不到膜间隔,有时呈桑葚状、星状、多角形,是在皱缩基础上产生的,称为Ⅱ型。

4.小形红细胞

直径在 6 μm 以下,细胞膜完整,血红蛋白浓缩,呈高色素性。体积变小,细胞大小基本一致称为Ⅲ型。

肾小球源性血尿多为Ⅰ、Ⅱ、Ⅲ型红细胞形态,通过显微镜诊断,与肾活检的诊断符合率可达 96.7%。非肾小球疾病血尿,则多为均一性血尿,与肾活检诊断符合率达 92.6%。

肾小球性血尿红细胞形态学变化的机制目前认为可能是由于红细胞通过有病理改变的肾小球滤膜时,受到了挤压损伤;以后在通过各段肾小管的过程中又受到不同的 pH 和不断变化着的渗透压的影响;加上介质的张力,各种代谢产物(脂肪酸、溶血、卵磷脂、胆酸等)的作用,造成红细胞的大小、形态和血红蛋白含量等变化。而非肾小球性血尿主要是肾小球以下部位和泌尿通路上毛细血管破裂的出血,不存在通过肾小球滤膜所造成的挤压损伤,因而红细胞形态正常。来自肾小管的红细胞虽可受 pH 及渗透压变化的作用,但因时间短暂,变化轻微,多呈均一性血尿。

临床意义:正常人特别是青少年在剧烈运动、急行军、冷水浴、久站或重体力劳动后可出现暂时性镜下血尿,这种一过性血尿属生理性变化范围。女性患者应注意月经污染问题,需通过动态观察加以区别。引起血尿的疾病很多,可归纳为三类原因。

(1)泌尿系统自身疾病:泌尿系统各部位的炎症、肿瘤、结核、结石、创伤、肾移植排异、先天性畸形等均可引起不同程度的血尿,如急、慢性肾小球肾炎、肾盂肾炎、肾结石等都是引起血尿的常见原因。

(2)全身其他系统疾病:主要见于各种原因引起的出血性疾病,如特发性血小板减少性紫癜、血友病、DIC、再生障碍性贫血和白血病合并有血小板减少时,某些免疫性疾病如系统性红斑狼疮等也可发生血尿。

(3)泌尿系统附近器官的疾病:如前列腺炎、精囊炎、盆腔炎等患者尿中也偶尔见到红细胞。

(二)白细胞、脓细胞、闪光细胞

正常人尿沉渣镜检白细胞<5 个/HP,若白细胞超过 5 个/HP 即为增多,称为镜下脓尿。白细胞系指无明显退变的完整细胞,尿中以中性粒细胞较多见,也可见到淋巴细胞及单核细胞。其细胞质清晰整齐,加 1%醋酸处理后细胞核可见到。中性粒细胞常分散存在。脓细胞系指在炎症过程中破坏或死亡的中性粒细胞,外形不规则,细胞质内充满颗粒,细胞核不清,易聚集成团,细胞界限不明显,此种细胞称为脓细胞。急性肾小球肾炎时,尿内白细胞可轻度增多。若发现多量白细胞,表示泌尿系统感染如肾盂肾炎、膀胱炎、尿道炎及肾结核等。肾移植手术后 1 周内尿中可出现较多的中性粒细胞,随后可逐渐减少而恢复正常。成年女性生殖系统有炎症时,常有阴道分泌物混入尿内。除有成团脓细胞外,并伴有多量扁平上皮细胞及一些细长的大肠埃希菌。闪光细胞是一种在炎症感染过程中,发生脂肪变性的多形核白细胞,其胞质中充满了活动的闪光颗粒,这种颗粒用 Sternheimer-Malbin 法染色时结晶紫不着色而闪闪发光,故称为闪光细胞,有时胞质内可有空泡。

临床意义有以下几点。

(1)泌尿系统有炎症时均可见到尿中白细胞增多,尤其在细菌感染时多见,如急、慢性肾盂肾炎、膀胱炎、尿道炎、前列腺炎、肾结核等。

(2)女性阴道炎或宫颈炎、附件炎时可因分泌物进入尿中,而见白细胞增多,常伴大量扁平上皮细胞。

(3)肾移植后如发生排异反应,尿中可出现大量淋巴及单核细胞。

(4)肾盂肾炎活动期或慢性肾盂肾炎的急性发作期可见闪光细胞,膀胱炎、前列腺炎、阴道炎时也偶尔可见到。

(5)尿液白细胞中单核细胞数增多,可见于药物性急性间质性肾炎及新月形肾小球肾炎,急性肾小管坏死时单核细胞减少或消失。

(6)尿中出现大量嗜酸性粒细胞时称为嗜酸性粒细胞尿,见于某些急性间质性肾炎患者,药物所致变态反应,在尿道炎等泌尿系统其他部位的非特异性炎症时,也可出现嗜酸性粒细胞。

(三)混合细胞群

混合细胞群是一种泌尿系统上尿路感染后多种细胞黏附聚集成团的细胞群体,在上尿路感染过程中特殊条件下多种细胞的组合,多为淋巴细胞、浆细胞、移行上皮细胞及单核细胞紧密黏附聚集在一起,经姬瑞染色各类细胞形态完整。荧光染色各类细胞出现较强的橘黄色荧光,机械振荡不易解离,命名为混合细胞群(MCG)。这种混合细胞群多出现在上尿路感染的尿液中,尤其在慢性肾盂肾炎患者的尿中,阳性检出率达 99.8%。

(四)巨噬细胞

巨噬细胞比白细胞大,卵圆形、圆形或不规则形,有一个较大不明显的核,核常为卵圆形偏于一侧,胞质内有较多的颗粒和吞噬物,常有空泡。在泌尿道急性炎症时出现,如急性肾盂肾炎、膀胱炎、尿道炎等,并伴有脓细胞,其出现的多少,决定于炎症的程度。

(五)上皮细胞

由于新陈代谢或炎症等原因,泌尿生殖道的上皮细胞脱落后可混入尿中排出,从组织学上讲有来自肾小管的立方上皮,有来自肾、肾盂、输尿管、膀胱和部分尿道的移行上皮,也有来自尿道中段的假复层柱状上皮以及尿道口和阴道的复层鳞状上皮,其形态特点及组织来源如下。

1.小圆上皮细胞

来自肾小管立方上皮或移行上皮深层,在正常尿液中不出现,此类细胞形态特点为:较白细胞略大,呈圆形或多边形,内含一个大而明显的核,核膜清楚,胞质中可见脂肪滴及小空泡。因来自肾小管,故亦称肾小管上皮细胞或肾细胞。肾小管上皮细胞,分曲管上皮与集合管上皮,二者在形态上有不同,曲管上皮为肾单位中代谢旺盛的细胞,肾小管损伤时,最早出现于尿液中,其特征为曲管上皮胞体($20\sim60~\mu m$),含大量线粒体,呈现多数粗颗粒,结构疏松如网状,核偏心易识别。集合管上皮胞体小,$8\sim12~\mu m$,核致密呈团块,着色深,单个居中央,界膜清楚。浆内有细颗粒。这种细胞在尿液中出现,常表示肾小管有病变,急性肾小球肾炎时最多见。成堆出现,表示肾小管有坏死性病变。细胞内有时充满脂肪颗粒,此时称为脂肪颗粒细胞或称复粒细胞。当肾脏慢性充血、梗死或血红蛋白沉着时,肾小管细胞内含有棕色颗粒,亦即含铁血黄素颗粒也可称为复粒细胞,此种颗粒呈普鲁士蓝反应阳性。肾移植后 1 周内,尿中可发现较多的肾小管上皮细胞,随后可逐渐减少而恢复正常。当发生排异反应时,尿液中可再度出现成片的肾上皮细胞,并可见到上皮细胞管型。

2.变性肾上皮细胞

这类细胞常见在肾上皮细胞内充满粗颗粒或脂肪滴的圆形细胞,胞体较大,核清楚称脂肪颗粒变性细胞。苏丹Ⅲ染色后胞质中充满橙红色脂肪晶体和脂肪滴,姬瑞染色后胞质中充满不着色似空泡样脂肪滴。这种细胞多出现于肾病综合征、肾炎型肾病综合征及某些慢性肾脏疾病。

3.尿液肾小管上皮细胞计数

参考值:正常人尿液<0。肾小管轻度损伤曲管上皮细胞>10 个/10HP;肾小管中度损伤曲管上皮细胞>50 个/10HP;肾小管严重损伤曲管上皮细胞>100 个/10HP;肾小管急性坏死曲管上皮细胞>200 个/10HP。

临床意义:正常人尿液一般见不到肾上皮,肾小管上皮的脱落,其数量与肾小管的损伤程度有关。在感染、炎症、肿瘤、肾移植或药物中毒累及肾实质时,都会导致肾小管上皮细胞的脱落。

4.移行上皮细胞

正常时少见,来自肾盂、输尿管、近膀胱段及尿道等处的移行上皮组织脱落而来。此类细胞由于部位的不同和脱落时器官的缩张状态的差异,其大小和形态有很大的差别。

(1)表层移行上皮细胞:在器官充盈时脱落,胞体大,为正常白细胞 4～5 倍,多呈不规则的圆形,核较小常居中央,有人称此为大圆形上皮细胞。如在器官收缩时脱落,形成细胞体积较小,为正常白细胞的 2～3 倍,多呈圆形,自膀胱上皮表层及阴道上皮外底层皆为此类形态的细胞。这类细胞可偶见于正常尿液中,膀胱炎时可成片脱落。

(2)中层移行上皮细胞:体积大小不一,呈梨形、纺锤形,又称尾形上皮细胞,核稍大,呈圆形或椭圆形。多来自肾盂,也称肾盂上皮细胞,有时也可来自输尿管及膀胱颈部,此类细胞在正常尿液中不易见到,在肾盂、输尿管及膀胱颈部炎症时,可成片地脱落。

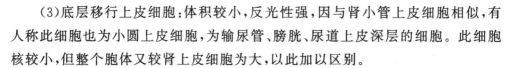

(3)底层移行上皮细胞：体积较小，反光性强，因与肾小管上皮细胞相似，有人称此细胞也为小圆上皮细胞，为输尿管、膀胱、尿道上皮深层的细胞。此细胞核较小，但整个胞体又较肾上皮细胞为大，以此加以区别。

5.复层鳞状上皮

复层鳞状上皮又称扁平上皮细胞，来自尿道口和阴道上皮表层，细胞扁平而大，似鱼鳞样，不规则，细胞核较小呈圆形或卵圆形。成年女性尿液中易见，少量出现无临床意义，尿道炎时可大量出现，常见片状脱落且伴有较多的白细胞。

6.多核巨细胞及人巨细胞病毒包涵体

为 20～25 μm，呈多角形、椭圆形，有数个椭圆形的核，可见嗜酸性包涵体。一般认为是由尿道而来的移形上皮细胞。多见于麻疹、水痘、腮腺炎、流行性出血热等病毒性感染者的尿中。巨细胞病毒是一种疱疹病毒，含双股 DNA，可通过输血、器官移植等造成感染，婴儿可经胎盘、乳汁等感染，尿中可见含此病毒包涵体的上皮细胞。

二、尿管型检查

管型是蛋白质在肾小管、集合管中凝固而成的圆柱形蛋白聚体。原尿中少量的清蛋白和由肾小管分泌的 Tamm-Horsfall 黏蛋白(TH 黏蛋白)是构成管型的基质。1962 年 Mcqueen 用免疫方法证实透明管型是由 TH 黏蛋白和少量清蛋白为主的血浆蛋白沉淀而构成管型的基质。TH 黏蛋白是在肾单位髓襻的上行支及远端的肾小管所分泌，仅见于尿中。正常人分泌很少（每天 40 mg）。在病理情况下，因肾小球病变，血浆蛋白滤出增多或肾小管回吸收蛋白质的功能减退等原因，使肾小管内的蛋白质增高，肾小管有使尿液浓缩（水分吸收）酸化（酸性物增加）能力及软骨素硫酸酯的存在，蛋白质在肾小管腔内凝聚、沉淀，形成管型。

(一)透明管型

透明管型主要由 TH 黏蛋白构成，也有清蛋白及氯化钠参与。健康人参考值为 0～1 个/HP。为半透明、圆柱形、大小、长短很不一致，通常两端平行、钝圆、平直或略弯曲，甚至扭曲。在弱光下易见。正常人在剧烈运动后或老年人的尿液中可少量出现。发热、麻醉、心功能不全、肾受到刺激后尿中也可出现。一般无临床意义，如持续多量出现于尿液中，同时可见异常粗大的透明管型和红细胞及肾小管上皮细胞有剥落现象，说明肾有严重损害。见于急、慢性肾小球肾炎、肾病、肾盂肾炎、肾瘀血、恶性高血压、肾动脉硬化等。此管型在碱性尿液中或稀释时,可溶解消失。

近年来有人将透明管型分单纯性和复合性两种,前者不含颗粒和细胞,后者可含少量颗粒和细胞(如红细胞、白细胞和肾上皮细胞)以及脂肪体等,但其量应低于管型总体的一半。复合性透明管型的临床意义较单纯性透明管型为大。透明红细胞管型是肾出血的主要标志,透明白细胞管型是肾炎症的重要标志,透明脂肪管型是肾病综合征的特有标志。

(二)颗粒管型

管型基质内含有颗粒,其量超过 1/3 面积时称为颗粒管型,是因肾实质性病变之变性细胞的分解产物或由血浆蛋白及其他物质直接聚集于 TH 黏蛋白管型基质中形成的。可分为粗颗粒管型和细颗粒管型两种。开始是多数颗粒大而粗,由于在肾停留时间较长,粗颗粒碎化为细颗粒。

1.粗颗粒管型

在管型基质中含有多数粗大而浓密的颗粒,外形较宽、易吸收色素呈淡黄褐色。近来也有人认为粗颗粒管型是由白细胞变性而成,因粗颗粒过氧化物酶染色一般为阳性;而细颗粒管型是由上皮细胞衍化而成,因粒细胞脂酶染色阳性而过氧化物酶染色一般为阴性。多见于慢性肾小球肾炎、肾病综合征、肾动脉硬化、药物中毒损伤肾小管及肾移植术发生急性排异反应时。

2.细颗粒管型

在管型基质内含有较多细小而稀疏的颗粒,多见于慢性肾小球肾炎、急性肾小球肾炎后期,偶尔也出现于剧烈运动后,发热及脱水正常人尿液中。如数量增多,提示肾实质损伤及肾单位内淤滞的可能。

(三)细胞管型

管型基质内含有多量细胞,其数量超过管型体积的 1/3 时,称细胞管型。这类管型的出现,常表示肾病变在急性期。

1.红细胞管型

管型基质内含有较多的红细胞,通常细胞多已残损,此种管型是由于肾小球或肾小管出血,或血液流入肾小管所致。常见于急性肾小球肾炎、慢性肾小球肾炎急性发作期、急性肾小管坏死、肾出血、肾移植后急性排异反应、肾梗死、肾静脉血栓形成等。

2.白细胞管型

管型基质内充满白细胞,由退化变性坏死的白细胞聚集而成,过氧化物酶染色呈阳性,此种管型表示肾中有中性粒细胞的渗出和间质性炎症。常见于急性肾盂肾炎、间质性肾炎、多发性动脉炎、红斑狼疮肾炎、急性肾小球肾炎、肾病综合征等。

3.肾上皮细胞管型

管型基质内含有多数肾小管上皮细胞。此细胞大小不一,并呈瓦片状排列。此种管型出现,多为肾小管病变,表示肾小管上皮细胞有脱落性病变。脂酶染色呈阳性,过氧化物酶染色呈阴性。常见于急性肾小管坏死、急性肾小球肾炎、间质性肾炎、肾病综合征、子痫、重金属、化学物质、药物中毒、肾移植后排异反应及肾淀粉样变性等。

4.混合细胞管型

管型基质内含有白细胞、红细胞、肾上皮细胞和颗粒等,称为混合型管型。此管型出现表示肾小球肾炎反复发作,出血和缺血性肾坏死,常见于肾小球肾炎、肾病综合征进行期、结节性动脉周围炎、狼疮性肾炎及恶性高血压,在肾移植后急性排异反应时,可见到肾小管上皮细胞与淋巴细胞的混合管型。

5.血小板管型

管型基质内含有血小板,称为血小板管型。由于在高倍镜下难以鉴别,需用4.4%清蛋白液洗渣,以4.0%甲醛液固定涂片后瑞-吉姆萨染色液染色。此管型是当弥散性血管内凝血(DIC)发生时,大量血小板在促使管型形成的因素下,组成血小板管型,随尿液排出。对确诊 DIC 有重要临床意义,尤其在早期更有价值。

(四)变形管型

包括脂肪管型、蜡样管型及血红蛋白管型。

1.脂肪管型

管型基质内含有多量脂肪滴称脂肪管型。脂肪滴大小不等,圆形、折光性强,可用脂肪染色鉴别。此脂肪滴为肾上皮细胞脂肪变性的产物。见于类脂性肾病、肾病综合征、慢性肾炎急性发作型、中毒性肾病等。常为病情严重的指征。

2.蜡样管型

蜡样管型常呈浅灰色或淡黄色,折光性强、质地厚、外形宽大,易断裂,边缘常有缺口,有时呈扭曲状。常与肾小管炎症有关,其形成与肾单位慢性损害、阻塞、长期少尿、无尿,透明管型、颗粒管型或细胞管型长期滞留于肾小管中演变而来,是细胞崩解的最后产物;也可由发生淀粉样变性的上皮细胞溶解后形成,见于慢性肾小球肾炎晚期、肾功能不全及肾淀粉样变性时;亦可在肾小管炎症和变性、肾移植慢性排异反应时见到。

3.血红蛋白管型

管型基质中含有破裂的红细胞及血红蛋白,多为褐色呈不整形,常见于急性出血性肾炎、血红蛋白尿、骨折及溶血反应引起的肝胆系统疾病等患者的尿液中,肾出血、肾移植术后产生排异反应时,罕见于血管内溶血患者。

(五)肾功能不全管型

该管型又称宽幅管型或肾衰竭管型。其宽度可为一般管型 2～6 倍,也有较长者,形似蜡样管型但较薄,是由损坏的肾小管上皮细胞碎屑在明显扩大的集合管内凝聚而成,或因尿液长期淤积使肾小管扩张,形成粗大管型,可见于肾功能不全患者尿中。急性肾功能不全者在多尿早期这类管型可大量出现,随着肾功能的改善而逐渐减少消失。在异型输血后由溶血反应导致急性肾衰竭时,尿中可见褐色宽大的血红蛋白管型。挤压伤或大面积烧伤后急性肾功能不全时,尿中可见带色素的肌红蛋白管型。在慢性肾功能不全,此管型出现时,提示预后不良。

(六)微生物管型

常见的包括细菌管型和真菌管型。

1.细菌管型

管型的透明基质中含大量细菌。在普通光镜下呈颗粒管形状,此管型出现提示肾有感染,多见于肾脓毒性疾病。

2.真菌管型

管型的透明基质中含大量真菌孢子及菌丝。需经染色后形态易辨认。此管型可见于累及肾的真菌感染,对早期诊断原发性及播散性真菌感染和抗真菌药物的药效监测有重要意义。

(七)结晶管型

管型透明基质中含尿酸盐或草酸盐等结晶,1930 年 Fuller Albright 首先描述甲状旁腺功能亢进患者的尿中可有结晶管型。常见于代谢性疾病、中毒或药物所致的肾小管内结晶沉淀伴急性肾衰竭,还可见于隐匿性肾小球肾炎、肾病综合征等。

(八)难以分类管型(不规则管型)

外形似长方形透明管型样物体,边缘呈锯齿样凸起,凸起间隔距离规律似木梳,极少数还可见到未衍变完全的细胞及上皮,免疫荧光染色后,形态清晰。多

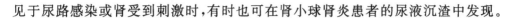

见于尿路感染或肾受到刺激时,有时也可在肾小球肾炎患者的尿液沉渣中发现。

(九)易被认为管型的物质

1.黏液丝

形为长线条状,边缘不清,末端尖细卷曲。正常尿中可见,尤其妇女尿中可多量存在,如大量存在时表示尿道受刺激或有炎症反应。

2.类圆柱体

外形似透明管型,尾端尖细,有一条尖细螺旋状尾巴。可能是肾小管分泌的物体,其凝固性发生改变,而未能形成形态完整的管型。常和透明管型同时存在,多见于肾血循环障碍或肾受到刺激时,偶见于急性肾炎患者尿中。

3.假管型

黏液状纤维状物黏附于非晶形尿酸盐或磷酸盐圆柱形物体上,形态似颗粒管型,但两端不圆、粗细不均、边缘不整齐,若加温或加酸可立即消失。

三、尿结晶检查

尿中出现结晶称晶体尿。尿液中是否析出结晶,取决于这些物质在尿液中的溶解度、浓度、pH、温度及胶体状况等因素。当种种促进与抑制结晶析出的因子和使尿液过饱和状态维持稳定动态平衡的因素失衡时,则可见结晶析出。尿结晶可分成代谢性的盐类结晶,多来自饮食,一般无临床意义。但要经常出现在尿液中伴有较多的新鲜红细胞,应考虑有结石的可能;另一种为病理性的结晶如亮氨酸、酪氨酸、胱氨酸、胆红素和药物结晶等,具有一定的临床意义。

(一)酸性尿液中结晶

1.尿酸结晶

尿酸为机体核蛋白中嘌呤代谢的终末产物,常以尿酸、尿酸钙、尿酸铵、尿酸钠的盐类形式随尿排出体外。其形态光镜下可见呈黄色或暗棕红色的菱形、三棱形、长方形、斜方形、蔷薇花瓣形的结晶体,可溶于氢氧化钠溶液。正常情况下如多食含高嘌呤的动物内脏可使尿中尿酸增加。在急性痛风症、小儿急性发热、慢性间质性肾炎、白血病时,因细胞核大量分解,也可排出大量尿酸盐。如伴有红细胞出现时,提示有膀胱或肾结石的可能,或肾小管对尿酸的重吸收发生障碍等。

2.草酸钙结晶

草酸是植物性食物中的有害成分,正常情况下与钙结合,形成草酸钙经尿液排出体外。其形态为哑铃形、无色方形、闪烁发光的八面体,有两条对角线互相交叉等。可溶于盐酸但不溶于乙酸内,属正常代谢成分,如草酸盐排出增多,患者有尿路刺激症状或有肾绞痛合并血尿,应考虑尿路结石症的可能性。

3.硫酸钙结晶

形状为无色针状或晶体状结晶,呈放射状排列,无临床意义。

4.马尿酸结晶

形状为无色针状、斜方柱状或三棱状,在尿沉渣中常有色泽。为人类和草食动物尿液中的正常成分,是由苯甲酸与甘氨酸结合而成,一般无临床意义。

5.亮氨酸和酪氨酸结晶

尿中出现亮氨酸和酪氨酸结晶为蛋白分解产物,亮氨酸结晶为淡黄色小球形油滴状,折光性强,并有辐射及同心纹,溶于乙酸不溶于盐酸。酪氨酸结晶为略带黑色的细针状结晶,常成束成团,可溶于氢氧化铵而不溶于乙酸。正常尿液中很少出现这两种结晶。可见于急性磷、氯仿、四氯化碳中毒、急性重型肝炎、肝硬化、糖尿病性昏迷、白血病或伤寒的尿液中。

6.胱氨酸结晶

形状无色六角形片状结晶,折光性很强,系蛋白质分解产物。可溶于盐酸不溶于乙酸,迅速溶解于氨水中。正常尿中少见,在先天性氨基酸代谢异常,如胱氨酸病时,可大量出现有形成结石的可能性。

7.胆红素结晶

形态为黄红色成束的小针状或小片状结晶,可溶于氢氧化钠溶液中,遇硝酸可显绿色,见于阻塞性黄疸、急性重型肝炎、肝硬化、肝癌、急性磷中毒等。有时在白细胞及上皮细胞内可见到此种结晶。

8.CHO 结晶

形状为无色缺角的方形薄片状结晶,大小不一,单个或叠层,浮于尿液表面,可溶于乙醚、氯仿及酒精。见于乳糜尿内、肾淀粉样变、肾盂肾炎、膀胱炎、脓尿等。

(二)碱性尿液中结晶

1.磷酸盐类结晶

磷酸盐类一部分来自食物一部分来自含磷的有机化合物(磷蛋白类、核蛋白类),在组织分解时生成,属正常代谢产物。包括无定形磷酸盐、磷酸镁铵、磷酸钙等。其形状为无色透明闪光,呈屋顶形或棱柱形,有时呈羊齿草叶形,可溶于乙酸。如长期在尿液中见到大量磷酸钙结晶,则应与临床资料结合考虑甲状旁腺功能亢进、肾小管性酸中毒,或因长期卧床骨质脱钙等。如患者长期出现磷酸盐结晶,应考虑有磷酸盐结石的可能。有些草酸钙与磷酸钙的混合结石,与碱性尿易析出磷酸盐结晶及尿中黏蛋白变化因素有关。感染引起结石,尿中常出现磷酸镁铵晶。

2.碳酸钙结晶

形态为无色哑铃状或小针状结晶,也可呈无晶形颗粒状沉淀。正常尿内少见,可溶于乙酸并产生气泡,无临床意义。

3.尿酸铵结晶

形状为黄褐色不透明,常呈刺球形或树根形,是尿酸和游离铵结合的产物,又称重尿酸铵结晶。见于腐败分解的尿中,无临床意义。若在新鲜尿液中出现此种结晶,表示膀胱有细菌感染。

4.尿酸钙结晶

形状为球形,周围附有突起或呈菱形。可溶于乙酸及盐酸,多见于新生儿尿液或碱性尿液中,无临床意义。

(三)药物结晶

随着化学治疗的发展,尿中可见药物结晶日益增多。

1.放射造影剂

使用放射造影剂患者如合并静脉损伤时,可在尿中发现束状、球状、多形性结晶。可溶于氢氧化钠,不溶于乙醚、氯仿。尿的比密可明显升高(>1.050)。

2.磺胺类药物结晶

磺胺类药物的溶解度小,在体内乙酰化率较高,服用后可在泌尿道内以结晶形式排出。如在新鲜尿内出现大量结晶体伴有红细胞时,有发生泌尿道结石和导致尿闭的可能。应即时停药予以积极处理。在出现结晶体的同时除伴有红细胞外可见到管型,表示有肾损害,应立即停药,大量饮水,服用碱性药物使尿液碱化。现仅将2000年中国药典记载的允许使用的几种磺胺药物的结晶形态介绍如下。

(1)磺胺嘧啶(SD):其结晶形状为棕黄不对称的麦秆束状或球状,内部结构呈紧密的辐射状,可溶于丙酮。

(2)磺胺甲基异噁唑:结晶形状为无色透明、长方形的六面体结晶,似厚玻璃块,边缘有折光阴影,散在或集束成"+""X"形排列,可溶于丙酮。

(3)磺胺多辛:因在体内乙酰化率较低,不易在酸性尿中析出结晶。

3.解热镇痛药

退热药如阿司匹林、磺基水杨酸也可在尿中出现双折射性斜方形或放射状结晶。由于新药日益增多,也有一些可能在尿中出现结晶如诺氟沙星等,应识别其性质及来源。

四、其他有机沉淀物

(一)寄生虫

尿液检查可发现丝虫微丝蚴、血吸虫卵、刚地弓形虫滋养体、溶组织阿米巴滋养体、并殖吸虫幼虫、蛔虫(成虫、幼虫)、棘颚口线虫幼虫、蛲虫(成虫、幼虫)、肾膨结线虫(卵、成虫)、裂头蚴、棘头蚴、某蝇类幼虫及螨。常在妇女尿中见到阴道毛滴虫,有时男性尿中也可见到。

(二)细菌

在新鲜尿液中发现多量细菌,表示泌尿道有感染。在陈旧性尿液中出现细菌或真菌时应考虑容器不洁及尿排出时间过久又未加防腐剂,致细菌大量繁殖所致,无临床意义。

(三)脂肪细胞

尿液中混有脂肪小滴时称为脂肪尿,脂肪小滴在显微镜下可见大小不一圆形小油滴,用苏丹Ⅲ染成橙红色者为脂肪细胞。用瑞吉染色脂肪不着色呈空泡样。脂肪细胞出现常见于糖尿病高脂血症、类脂性肾病综合征、脂蛋白肾病、肾盂肾炎、腹内结核、肿瘤、棘球蚴病、疟疾、长骨骨折骨髓脂肪栓塞及先天性淋巴管畸形等。

五、尿液沉渣计数

尿液沉渣计数是尿液中有机有形沉淀物计数,计算在一定时间内尿液各种有机有形成分的数量,借以了解肾损伤情况。正常人尿液也含有少数的透明管型、红细胞及白细胞等有形成分。在肾疾病时,其数量可有不同程度的增加,增加的幅度与肾损伤程度相关,因此,通过定量计数尿中的有机有形成分,为肾疾病的诊断提供依据。

(一)12 小时尿沉渣计数(Addis 计数)

Addis 计数是测定夜间 12 小时浓缩尿液中的红细胞、白细胞及管型的数量。为防止沉淀物的变性需加入一定量防腐剂,患者在晚 8 时,排尿弃去,取以后 12 小时内全部尿液,特别是至次晨 8 时,必须将尿液全部排空。

1.参考值

红细胞:<50 万/12 小时;白细胞及肾上皮细胞:<100 万/12 小时;透明管

型:＜5 000 个/12 小时。

2.临床意义

(1)肾炎患者可轻度增加或显著增加。

(2)肾盂肾炎患者尿液中的白细胞显著增高,尿路感染和前列腺炎等患者的尿中白细胞也明显增高。

(二)1 小时细胞排泄率检查

准确留取 3 小时全部尿液,将沉渣中红细胞、白细胞分别计数,再换算成 1 小时的排泄率。检查时患者可照常生活,不限制饮食,但不给利尿药及过量饮水。

1.参考值

男性:红细胞＜3 万/小时;白细胞＜7 万/小时。女性:红细胞＜4 万/小时;白细胞＜14 万/小时。

2.临床意义

(1)肾炎患者红细胞排泄率明显增高。

(2)肾盂肾炎患者白细胞排泄率增高,可达 40 万/小时。

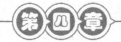

粪便检验

第一节 粪便的理学检验

一、量

正常成人大多每天排便一次,其量为 100～300 g,随食物种类、食量及消化器官的功能状态而异。摄取细粮及肉食为主者,粪便细腻而量少;进食粗粮特别是多量蔬菜后,因纤维素多致粪便量增加。当胃、肠、胰腺有炎症或功能紊乱时,因炎性渗出,肠蠕动亢进,消化吸收不良,可使粪便量增加。

二、外观

粪便的外观包括颜色与性状。正常成人的粪便为黄褐色成形便,质软;婴儿粪便可呈黄色或金黄色糊状。久置后,粪便的胆色素被氧化可致颜色加深。病理情况下可见如下改变。

(一)黏液便

正常粪便中的少量黏液,因与粪便均匀混合不易察觉,若有肉眼可见的黏液,说明其量增多。小肠炎时增多的黏液均匀地混于粪便之中;如为大肠炎,由于粪便已逐渐成形,黏液不易与粪便混合;来自直肠的黏液则附着于粪便的表面。单纯黏液便黏液无透明、稍黏稠,脓性黏液则呈黄白色不透明,见于各类肠炎、细菌性痢疾、阿米巴痢疾、急性血吸虫病。

(二)溏便

便呈粥状且内容粗糙,见于消化不良、慢性胃炎、胃窦潴留。

(三)胨状便

肠易激综合征患者常于腹部绞痛后排出黏胨状、膜状或纽带状物,某些慢性

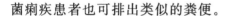

菌痢疾患者也可排出类似的粪便。

(四)脓性及脓血便

说明肠道下段有病变。常见于痢疾、溃疡性结肠炎、局限性肠炎、结肠或直肠癌。脓或血多少取决于炎症的类型及其程度,在阿米巴痢疾以血为主,血中带脓,呈暗红色稀果酱样,此时要注意与食入大量咖啡,巧克力后的酱色粪便相鉴别。细菌性痢疾则以黏液及脓为主,脓中带血。

(五)鲜血便

直肠息肉、结肠癌、肛裂及痔疮等均都可见鲜红色血便。痔疮时常在排便之后有鲜血滴落,而其他疾病多见鲜血附着于粪便的表面。过多地食用西瓜、番茄、红辣椒等红色食品,粪便亦可呈鲜血色,但很易与以上鲜血便鉴别。

(六)柏油样黑便

上消化道出血时,红细胞被胃肠液消化破坏,释放血红蛋白并进一步降解为血红素、卟啉和铁等产物,在肠道细菌的作用下铁与肠内产生的硫化物结合成硫化铁,并刺激小肠分泌过多的黏液。上消化道出血为 $50\sim75$ mL 时,可出现柏油样便,粪便呈褐色或黑色,质软,富有光泽,宛如柏油。如见柏油样便,且持续 $2\sim3$ 天,说明出血量至少为 500 mL。当上消化道持续大出血时,排便次数可增多,而且稀薄,因而血量多,血红素不能完全与硫化物结合,加之血液在肠腔内推进快,粪便可由柏油样转为暗红色。服用活性炭、铁剂等之后也可排黑色便。但无光泽且隐血试验阴性。

(七)稀糊状或稀汁样便

常因肠蠕动亢进或分泌物增多所致,见于各种感染或非感染性腹泻,尤其是急性胃肠炎。小儿肠炎时肠蠕动加速,粪便很快通过肠道,以致胆绿素来不及转变为粪便胆素而呈绿色稀糊样便。遇大量黄绿色的稀汁样便并含有膜状物时应考虑到伪膜性肠炎;艾滋病伴发肠道隐孢子虫感染时也可排出大量稀汁样便。副溶血性弧菌食物中毒可排洗肉水样便,出血性小肠炎可见红豆汤样便。

(八)米泔样便

呈淘米水样,内含黏液片块,量大,见于重症霍乱、副霍乱患者。

(九)白陶土样便

由于各种原因引起的胆管梗阻,进入肠内的胆汁减少或缺失,以致无粪便胆素产生,使粪便呈灰白色,主要见于梗阻性黄疸。钡餐造影术后可因排出钡剂使粪便呈黄白色。

(十)干结便

常由于习惯性便秘,粪便在结肠内停留过久,水分过度吸收而排出羊粪便样的硬球或粪便球积成的硬条状粪便。于老年排便无力时多见。

(十一)细条状便

排便形状改变,排出细条或扁片状粪便,说明直肠狭窄,常提示有直肠肿物存在。

(十二)乳凝块

婴儿粪便中见有黄白色乳凝块,亦可能见蛋花样便,提示脂肪或酪蛋白消化不完全,常见于消化不良、婴儿腹泻。

三、气味

正常粪便有臭味,主要因细菌作用的产物如吲哚、粪臭素、硫醇、硫化氢等引起的。

肉食者臭味重,素食者臭味轻,粪便恶臭且呈碱性反应时,乃因未消化的蛋白质发生腐败所致;患者患慢性肠炎、胰腺疾病、消化道大出血,结肠或直肠癌溃烂时,粪便亦有腐败恶臭味。阿米巴性肠炎粪便呈鱼腥臭味,如脂肪及糖类消化或吸收不良时,由于脂肪酸分解及糖的发酵而使粪便呈酸臭味。

四、酸碱反应

正常人的粪便为中性、弱酸性或弱碱性。食肉多者呈碱性,高度腐败时为强碱性,食糖类及脂肪多时呈酸性,异常发酵时为强酸性。细菌性痢疾、血吸虫病粪便常呈碱性;阿米巴痢疾粪便常呈酸性。

五、病毒

目前研究最多的是轮状病毒和甲型肝炎病毒的检验。有研究报告指出轮状病毒是我国婴幼儿秋冬季节流行性腹泻的主要致病病原,由于这种腹泻没有特征性的病变指标,从大便中检出轮状病毒就是重要的诊断依据。而粪便中甲肝病毒的检出则是该患者具有传染性的可靠依据。由于病毒体积微小、生命形式不完善,这使得普通显微镜和无生命培养基在病毒检验中无用武之地。可用的检验方法有:血清学方法、电镜观察与分离培养(用动物接种、组织培养、细胞培养等)等。临床上往往采用免疫学方法进行快速诊断,且准确性和灵敏度都较

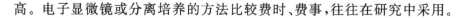

高。电子显微镜或分离培养的方法比较费时、费事,往往在研究中采用。

六、寄生虫

在目视检查和显微镜检查中,已经有大部分寄生虫感染能被检出。蛔虫、蛲虫、带绦虫等较大虫体或其片段肉眼即可分辨,钩虫虫体须将粪便冲洗过方可看到。但是,由于虫卵和虫体在粪便中的分布高度不均一,使得目视检查和普通的涂片镜检结果重复性很差。在高度怀疑寄生虫感染的病例,应采用集卵法以及虫卵孵化实验等以提高检出率和重复性。服驱虫剂后应查找有无虫体,驱绦虫后应仔细寻找其头节。

七、结石

粪便中可见到胆石、胰石、粪石等,最重要且最多见的是胆石。常见于应用排石药物或碎石术之后,较大者肉眼可见到,较小者需用铜筛淘洗粪便后仔细查找才能见到。

第二节　粪便的化学检验

一、隐血试验

隐血是指消化道出血量很少,肉眼不见血色,而且少量红细胞又被消化分解致显微镜下也无从发现的出血状况而言。隐血试验对胃癌和大肠癌等消化道肿瘤持续的消化道出血可能是其早期出现的唯一特征,且大便隐血检查属无创检查,试验方便、费用低廉,适合进行长期观察,因而大便隐血试验则目前仍旧是消化道疾病早期发现的较好试验。

(一)方法学评价

隐血试验(occult blood test,OBT)目前主要采用化学法。如邻联甲苯胺法、还原酚酞法、联苯胺法、氨基比林法、无色孔雀绿法、愈创木酯法等。其实验设计原理基于血红蛋白中的含铁血红素部分有催化过氧化物分解的作用,能催化试剂中的过氧化氢,分解释放新生态氧,氧化上述色原物质而呈色。呈色的深浅反映了血红蛋白多少,亦即出血量的大小。经上试验方法虽然原理相同,但在实际应用中却由于粪便的成分差别很大,各实验室具体操作细节如粪便取材多少、试剂配方、观察时间等不同,而使结果存在较大差异。多数文献应用稀释度的血红蛋白液对这些方法灵敏度的研究表明,邻联甲苯胺法、还原酚酞法最灵敏,可检测 $0.2\sim1$ mg/L 的血红蛋白,只要消化道有 $1\sim5$ mL 的出血就可检出。还原酚酞法由于试剂极不稳定,放置可自发氧化变红而被摒弃。高度灵敏的邻联甲苯胺法常容易出现假阳性结果,中度灵敏的试验包括联苯胺法、无色孔雀绿法,可检出 $1\sim5$ mg/L 的血红蛋白,消化道有 $5\sim10$ mL 出血即为阳性。联苯胺法由于有致癌作用而无色孔雀绿法在未加入异喹啉时灵敏度差,需 20 mg/L 血红蛋白,试剂配制和来源均不如拉米洞方法方便。愈创木酯法灵敏度差,需 $6\sim10$ mL/L 血红蛋白才能检出,此时消化道出血可达 20 mL 但假阳性很少,如此法为阳性,基本可确诊消化道出血。目前国内外生产应用四甲基联苯胺和愈创木酯为显色基质的隐血试带,使隐血试验更为方便。

以上各种隐血试验化学法虽简单易行,但均基于血红蛋白中的血红素可促使双氧水分解释放新生态氧,使色原物质氧化这一原理,方法上缺乏特异准确性。此外,化学试剂不稳定,久置后可使反应减弱。外源性动物仪器如含有血红蛋白、肌红蛋白,其血红素的作用均可使试验呈阳性,大量生食蔬菜中含有活性的植物过氧化物酶也可催化双氧水分解,出现假阳性反应,所以除愈创木酯法外均要求素食 3 天,为此有人提出将粪便用水作 1:3 稀释加热煮沸再加冰乙酸和乙醚提取血红蛋白测定可排除干扰。此法虽然可靠,但不适用于常规工作。另外,血液如在肠道停留过久,血红蛋白被细菌降解,血红素不复存在,则会出现与病情不符的阴性结果,患者服用大量维生素 C 或其他具有还原作用的药物,在实验中可使过氧化物还原,不能再氧化色原物质,亦可使隐血试验呈假阴性。除上述干扰隐血试验外亦可由于检验人员取材部位不同,标本反应时间不同,检验员对显色判断不同,故在不同方法的试验中,还可产生误差等,致使目前国内外尚无统一公认的推荐的方法,更谈不到实验的标准化。

为解决传统隐血试验的特异性问题及鉴别消化道出血部位,人们探索了一些新的隐血试验方法,如同位素铬(^{51}Cr)法等同位素法和各种免疫学方法。

1.同位素方法

(1)铬(^{51}Cr)法测定大便隐血量。①原理:^{51}Cr-红细胞经静脉注射后,正常不进入消化道,消化道出血时则进入并不被吸收,随大便排出;将大便中的放射性与每毫升血液中放射性比较计算可求出胃肠道出血量。②方法:静脉注射 ^{51}Cr-红细胞 7.4 MBq 后,收集 72 小时大便,称重测放射性,并在开始时和收集大便结束时抽静脉血测每毫升放射性计数。按公式计算结果:72 小时出血量

（mL）＝大便总放射性/每毫升血放射性。

（2）锝标记红细胞法定位诊断胃肠道出血。①原理：当胃肠道出血时，锝标记红细胞或胶体随血液进入胃肠道；②方法：静脉注射显像剂后以2～5分钟一帧的速度连续显像0.5～1小时，必要时延迟显像；③临床应用：适应于活动性胃肠道出血的诊断和大致定位。急性活动出血用锝标胶体显像，间歇出血者用锝标红细胞显像。诊断准确率在80％左右，能够探测出血率高于每分钟0.1 mL的消化道出血。

尽管同位素方法的灵敏度和特异性好，甚至还可以对出血点进行准确定位，但临床很难接受将一种应用放射性同位素的、操作复杂的、需要特殊仪器的方法普遍用来进行一个没有特异性指标的检验。

2.免疫学方法

免疫学方法以其特异性和灵敏度而广受临床检验的欢迎，如免疫单扩法、免疫电泳、酶联免疫吸附试验、免疫斑点法、胶乳免疫化学凝聚法，放射免疫扩散法、反向间接血凝法、胶体金标记夹心免疫检验法等。此类试验所用抗体分为两大类，一种为抗人血红蛋白抗体，另一种为抗人红细胞基质抗体。免疫学方法具有很好的灵敏度，一般血红蛋白为0.2 mg/L、0.03 mg/g粪便就可得到阳性结果，且有很高的特异性，各种动物血血红蛋白在500 mg/L辣根过氧化物酶在2 000 mg/L时不会出现干扰，因而不需控制饮食。据赫索格和卡梅隆等研究，正常人24小时胃肠道生理性失血量为0.6 mL，若每天多于2 mL，则属于病理性出血。由于免疫学方法的高度敏感性，又由于有正常的生理性失血，如此高的灵敏度，要在某些正常人特别是服用刺激肠道药物后可造成假阳性。但免疫学法隐血试验主要检测下消化道的优点，目前被认为是对大肠癌普查最适用的试验。免疫学法隐血试验主要检测下消化道出血，有40％～50％的上消化道出血不能检出。原因是：①血红蛋白或红细胞经过消化酶降解或消化殆尽已不具有原来免疫原性；②过量大出血而致反应体系中抗原过剩出现前带现象；③患者血红蛋白的抗原与单克隆抗体不配。因此，有时外观为柏油样便而免疫法检查却呈阴性或弱阳性，此需将原已稀释的粪便再稀释50~~100倍重做或用化学法复检。近年来某些实验室还采用卟啉荧光法血红蛋白定量试验，用紫草酸试剂使血红素变为卟啉进行荧光检测，这样除可测粪便未降解的血红蛋白外，还可测血红素衍化物卟啉，从而克服了化学法和免疫法受血红蛋白降解影响缺点，可对上、下消化道出血同样敏感，但外源性血红素、卟啉类物质具有干扰性，且方法较复杂，故不易推广使用。此外，免疫学的方法也从检测血红蛋白与人红细胞基质扩展到测定粪便中其他随出血而出现的带有良好的抗原性而又不易迅速降解的蛋白质,如清蛋白、转铁蛋白等,灵敏度达 2 mg/L。

为了使免疫学方法在检测粪便隐血时尽可能简便,以适应大规模大肠癌普查的需要和临床快速报告的要求,有的公司已经推出单克隆抗体一步法试验,如美国万华普曼生物工程有限公司,所采用的粪便隐血免疫一步法是一种快速简便、无嗅无味的三明治夹心免疫检验法,具有特异性强、高灵敏度、检验快速(1～5分钟)、操作简单(一步检验)、试剂易保存(室温)和结果简单易读的优点,在诊断和治疗引起肠胃道出血的疾病有重要意义。特别是消化道癌患者 87% 大便隐血为阳性。

3.其他方法

近年来某些实验室还采用卟啉荧光法血红蛋白定量试验,用紫草酸试剂使血红素变为卟啉进行荧光检测,这样除可测粪便未降解的血红蛋白外,可对上、下消化道出血同样敏感,但外源性血红素、卟啉类物质具有干扰性,且方法较复杂,故不易推广使用。

(二)临床意义

粪便隐血检查对消化道出血的诊断有重要价值。消化性溃疡、药物致胃黏膜损伤(如服用吲哚美辛、糖皮质激素等)、肠结核、克罗恩病、溃疡性结肠炎、结肠息肉、钩虫病及胃癌、结肠癌等消化肿瘤时,粪便隐血试验均常为阳性,故须结合临床其他资料进行鉴别诊断。在消化性溃疡时,阳性率为 40%～70%,呈间断性阳性。消化性溃疡治疗后当粪便外观正常时,隐血试验阳性仍可持续 5～7 天,此后如出血完全停止,隐血试验即可转阴。消化道癌症时,阳性率可达95%,呈持续性阳性,故粪便隐血试验常作为消化道恶性肿瘤诊断的一个筛选指标。尤其对中老年人早期发现消化道恶性肿瘤有重要价值。此外,在流行性出血热患者的粪便中隐血试验也有 84% 的阳性率,可作为该病的重要佐证。

二、粪胆色素检查

正常粪便中无胆红素而有粪胆原及粪胆素。粪胆色素检查包括胆红素、粪胆原、粪胆素检查。

(一)粪胆红素检查

婴儿因正常肠道菌群尚未建立或成人因腹泻致肠蠕动加速,使胆红素来不及被肠道菌还原时,粪便可呈金黄色或深黄色,胆红素定性试验为阳性,如部分被氧化成胆绿素。为快速检测粪便中的胆红素可用 Harrison 法,如呈绿蓝色为阳性。

(二)粪胆原定性或定量

粪便中的粪胆原在溶血性黄疸时,由于大量胆红素排入肠道被细菌还原而明显增加;梗阻性黄疸时由于排向肠道的胆汁少而粪便胆原明显减少;肝细胞性黄疸时粪胆原则可增加也可减少,视肝内梗阻情况而定。粪便胆原定性或定量对于黄疸类型的鉴别具有一定价值。无论定性或定量均采用 Ehrlich 方法,生成红色化合物,正常人每 100 g 粪便中胆原量为 75～350 mg。低于或高于参考值可助诊为梗阻性或溶血性黄疸。

(三)粪胆素检查

粪便胆素是由粪便胆原在肠道中停留被进一步氧化而成,粪便由于粪胆素的存在而呈棕黄色,当胆管结石、肿瘤而致完全阻塞时,粪便中因无胆色素而呈白陶土色。可用氯化汞试剂联合检测胆红素及粪便胆素,如粪便悬液呈砖红色表示粪胆素阳性,如显绿色则表示有胆红素被氧化为胆绿素,如不变色,表示无胆汁入肠道。

三、消化吸收功能试验

消化吸收功能试验是一组用以检查消化道功能状态的试验。近年来由于采用了各种放射性核素技术而取得了很大进展,这组试验包括脂肪消化吸收试验,蛋白质消化吸收试验和糖类消化吸收试验等,但操作技术复杂,不便常规使用。因此更要强调在粪便一般镜检中观察脂肪小滴,以此作为胰腺功能不全的一种筛选指标。

此外,还可做脂肪定量测定,即在普通膳食情况下,每人每 24 小时粪便中的总脂肪为 2～5 g(以测定的总脂肪酸计量)或为干粪便的 7.3%～27.6%。粪便脂质主要来源是食物,小部分系来源于胃肠道分泌、细胞脱落和细菌的代谢的产物。在疾病情况下,由于脂肪的消化或吸收能力减退,粪便中的总脂量可以大为增加,若 24 小时粪便中总脂量超过 6 g 时,称为脂肪泻。慢性胰腺炎、胰腺癌、胰腺纤维囊性变等胰腺疾病,梗阻性黄疸,胆汁分泌不足的肝胆疾病,小肠病变如肠性脂质营养不良病,蛋白丧失性肠病时均可引起脂肪泻。

脂肪定量可协助诊断以上疾病。常用的方法有称量法和滴定法。称量法是将粪便标本经盐酸处理后,使结合脂肪酸变为游离的脂肪酸,再用乙醚萃取中性脂肪及游离脂肪酸,经蒸发除去乙醚后在分析天平上精确称其重量。滴定法原理是将粪便中脂肪与氢氧化钾溶液一起煮沸皂化,冷却后加入过量的盐酸使脂皂变为脂酸,再以石英钟油醚提取脂酸,取一份提取液蒸干,其残渣以中性乙醇溶解,以氢氧化钠滴定,计算总脂肪酸含量。

利用脂肪定量也可计算脂肪吸收率,以估计消化吸收功能。具体做法是在测定前2~3天给予脂肪含量为100 g的标准膳食,自测定日起,仍继续给予标准膳食连续3天,每天收集24小时晨粪便做总脂测定。

脂肪吸收率(%)=(膳食总脂量-粪便总脂量)/膳食总脂量×100%。

正常人每天摄入脂肪100 g,其吸收率在95%以上,脂肪泻量明显减低。

目前检测有无胰蛋白缺乏的试验有X线胶消化法。由于该法准确度和精密性都很差,而很少应用。

第三节 粪便的显微镜检验

粪便直接涂片显微镜检查是临床常规检验项目。可以从中发现病理成分,如各种细胞、寄生虫卵、真菌、细菌、原虫等,并可通过观察各种食物残渣以了解消化吸收功能。为此,必须熟悉这些成分的形态。

一般采用生理盐水涂片法,以竹签取含黏液脓血的部分,若为成形便则取自粪便表面,混悬于载有一滴生理盐水的载玻片上,涂成薄片,厚度以能透视纸上字迹为度,加盖玻片,先用低倍镜观察全片有无虫卵、原虫包囊、寄生虫幼虫及血细胞等,再用高倍镜详细检查病理成分的形态及结构。

一、细胞

(一)白细胞

正常粪便中不见或偶见,多在带黏液的标本中见到,主要是中性分叶核粒细胞。肠炎一般少于15个/HP,分散存在。具体数量多少与炎症轻重及部位有关。小肠炎症时白细胞数量不多,均匀混于粪便内,且因细胞部分被消化而不易辨认。结肠炎症如细菌性痢疾时,可见大量白细胞或成堆出现的脓细胞,亦可见到吞有异物的吞噬细胞。在肠易激综合征、肠道寄生虫病(尤其是钩虫病及阿米巴痢疾)时,粪便涂片还可见较多的嗜酸性粒细胞,可伴有夏科-莱登结晶。

(二)红细胞

正常粪便中无红细胞。肠道下段炎症或出血量可出现,如果痢疾、溃疡性结

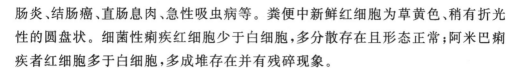

肠炎、结肠癌、直肠息肉、急性吸虫病等。粪便中新鲜红细胞为草黄色、稍有折光性的圆盘状。细菌性痢疾红细胞少于白细胞,多分散存在且形态正常;阿米巴痢疾者红细胞多于白细胞,多成堆存在并有残碎现象。

(三)巨噬细胞(大吞噬细胞)

为一种吞噬较大异物的单核细胞,在细菌性痢疾和直肠炎症时均可见到。其胞体较中性粒细胞为大,或为其 3 倍或更大,呈圆形、卵圆形或不规则形,胞核为 1～2 个,大小不等,常偏于一侧。无伪足伸出者,内外质界限不清。常含有吞噬的颗粒及细胞碎屑,有时可见含有红细胞、白细胞、细菌等,此类细胞多有不同程度的退化变性现象。若其胞质有缓慢伸缩时,应特别注意与溶组织内阿米巴滋养体区别。

(四)肠黏膜上皮细胞

整个小肠、大肠黏膜的上皮细胞均为柱状上皮,只有直肠齿状线处由复层立方上皮未角化的复层鳞状上皮所被覆。生理情况下,少量脱落的柱状上皮多已被破坏,故正常粪便中见不到。结肠炎症时上皮细胞增多,呈卵圆形或短柱形状,两端钝圆,细胞较厚,结构模糊,夹杂于白细胞之间,伪膜性肠炎的肠黏膜小块中可见到成片存在的上皮细胞,其黏液脓状分泌物中亦可大量存在。

(五)肿瘤细胞

取乙状结肠癌、直肠癌患者的血性粪便及时涂片染色,可能见到成堆的具异形性的癌细胞。

在进行细胞镜检时,至少要观察 10 个高倍镜视野,然后就所见对各类细胞的多少给予描述,报告方式见表 4-1。

表 4-1　粪便涂片镜检时细胞成分的报告方式

10 个高倍视野(HP)中某种细胞所见情况	报告方式(某种细胞数/HP)
10 个高倍视野中只看到 1 个	偶见
10 个高倍视野中有时不见,最多在一个视野见到 2～3 个	0～3
10 个高倍视野中每视野最少见 5 个,多则 10 个	5～10
10 个高倍视野中每视野都在 10 个以上	多数
10 个高倍视野中细胞均匀分布满视野,难以计数	满视野

二、食物残渣

正常粪便中的食物残渣均系已充分消化后的无定形细小颗粒,可偶见淀粉颗粒和脂肪小滴等未经充分消化的食物残渣,常见有以下几种。

(一)淀粉颗粒

一般为具有同心性纹或不规则放射线纹的大小不等的圆形、椭圆形或棱角状颗粒,无色,具有一定折光性。滴加碘液后呈黑蓝色,若部分水解为糊精者则呈棕红色,腹泻者的粪便中常易见到,在慢性胰腺炎、胰腺功能不全、碳水化合物消化不良时可在粪便中大量出现,并常伴有较多的脂肪小滴和肌肉纤维。

(二)脂肪

粪便中的脂肪有中性脂肪、游离脂肪酸和结合脂肪酸 3 种形式,中性脂肪亦即脂肪小滴,呈大小不一、圆形折光强的小球状。用苏丹Ⅲ染色后呈朱红色或橘色。大量存在时,提示胰腺功能不全,因缺乏脂肪酶而使脂肪水解不全所致见于急、慢性胰腺炎,胰头癌,吸收不良综合征,小儿腹泻等。游离脂肪酸为片状、针束状结晶,加热溶化,片状者苏丹Ⅲ染为橘黄色,而针状者染色,其增多表示脂肪吸收障碍,可见于阻塞性黄疸,肠道中缺乏胆汁时,结合脂肪酸是脂肪酸与钙、镁等结合形成不溶性物质,呈黄色不规则块状或片状,加热不溶解,不被苏丹Ⅲ染色。

正常人食物中的脂肪经胰脂肪酶消化分解后大多被吸收,粪便中很少见到。如镜检脂肪小滴>6 个/高倍视野,视为脂肪排泄增多,如大量出现称为脂肪泻,常见于腹泻患者。此外,食物中脂肪过多,胆汁分泌失调,胰腺功能障碍也可见到,尤其在慢性胰腺炎患者排出有特征性的粪便:量多,呈泡沫状,灰白色有恶臭,镜检有较多的脂肪小滴。

(三)肌纤维

日常食用的肉类主要是动物的横纹肌,经蛋白酶消化分解后多消失。大量肉食后可见到少量肌纤维,但在一张盖片范围内(18 mm×18 mm)不应超过10 个,为淡黄色条状、片状、带纤维的横纹,如加入伊红可染红色。在肠蠕动亢进、腹泻或蛋白质消化不良时可增多,当胰腺外分泌功能减退时,不但肌肉纤维增多,且其纵横纹均易见,甚至可见到细胞核,这是胰腺功能严重不全的佐证。

(四)胶原纤维和弹性纤维

为无色或微黄色束状边缘不清晰的线条状物,正常粪便中很少见到。有胃部疾病而缺乏胃蛋白酶时可较多出现。加入 30%醋酸后,胶原纤维膨胀呈胶状而弹性纤维的丝状形态更为清晰。

(五)植物细胞及植物纤维

正常粪便中仅可见少量的形态多样化。植物细胞可呈圆形、长圆形、多角形、花边形等,无色或淡黄色、双层细胞壁,细胞内有多数叶绿体,须注意与虫卵鉴别。植物纤维为螺旋形或网格状结构。植物毛为细长、有强折光、一端呈尖形的管状物,中心有贯通两端的管腔。肠蠕动亢进、腹泻时此类成分增多,严重者肉眼即可观察到粪便中的若干植物纤维成分。

三、结晶

在正常粪便中,可见到少量磷酸盐、牙齿酸钙、碳酸钙结晶,均无病理意义。夏科-莱登结晶为无色透明的菱形结晶。两端尖长,大小不等,折光性强,常在阿米巴痢疾、钩虫病及过敏性肠炎粪便中出现,同时可见到嗜酸性粒细胞。血晶为棕黄色斜方形结晶,见于胃肠道出血后的粪便内。不溶于氢氧化钾溶液,遇硝酸呈蓝色。

四、细菌

(一)正常菌群与菌群失调

正常菌群与菌群失调粪便中细菌极多,占干重 1/3,多属正常菌群。在健康婴儿粪便中主要有双歧杆菌、拟杆菌、肠杆菌、肠球菌、少量芽孢菌(如梭状菌属)、葡萄球菌等。成人粪便中以大肠埃希菌、厌氧菌和肠球菌为主要菌群,约占 80%;产气杆菌、变形杆菌、铜绿假单胞菌等多为过路菌,不超过 10%。此外,尚可有少量芽孢菌和酵母。正常人粪便中菌量和菌谱处于相对稳定状态,保持着细菌与宿主间的生态平衡。若正常菌群突然消化或比例失调,临床上称为肠道菌群失调症。其确证方法需通过培养及有关细菌学鉴定。但亦可作粪便涂片,行革兰氏染色后油浸镜观察以初步判断。正常粪便中球菌和杆菌的比例大致为1:10。长期使用广谱抗生素、免疫抑制剂及慢性消耗性疾病患者,粪便中球/杆菌比值变大,若比值显著增大,革兰氏阴性杆菌严重减少,甚至消失,而葡萄球菌或真菌等明显增多,常提示有肠道菌群紊乱或发生二重感染,此种类型菌群失调症称伪膜性肠炎,此时粪便多呈稀汁样,量很大,涂片革兰氏染色常见培养证明为金黄色溶血性葡萄球菌,其次为假丝酵母。由厌氧性难辨梭状芽孢杆菌引起的假膜性肠炎近年来日渐增多,应予以重视。

(二)霍乱弧菌初筛

霍乱在我国《急性传染病管理条例》中列为"甲类",其发病急,病程进展快,因此要求快速、准确报告。霍乱弧菌肠毒素具有极强的致病力,作用于小肠黏膜引起的肠液大量分泌,导致严重水、电解质平衡紊乱而死亡。用粪便悬滴检查和涂片染色有助于初筛此菌。取米泔样粪便生理盐水悬滴检查可见呈鱼群穿梭样运动活泼的弧菌,改用霍乱弧菌抗血清悬滴检查,即做制动试验时呈阳性反应弧菌不再运动。粪便黏液部分涂片革兰氏染色及稀释苯酚品红染色后,油浸镜观察若见到革兰氏阴性红色鱼群样排列,呈现逗点状或香蕉样形态的弧菌,则需及时报告和进行培养与鉴定。

(三)其他致病菌分离培养

目前已认识到的能从粪便中发现的病原微生物达数十种之多,如沙门菌属、志贺菌属、酵母以及致病性大肠埃希菌和铜绿假单胞菌等。要从大便标本的大量菌群中分离这几十种致病菌,检验科一般采用选择性培养基如 SS 琼脂、GN增菌液、麦康凯琼脂等。但是目前没有一种能用于所有致病菌的选择培养基(事实上很难或不可能做到),因此临床上往往采用多种选择性培养基联用以提高检出率。

五、肠道真菌

(一)普通酵母

普通酵母是一种环境中常见的真菌,可随环境污染而进入肠道,也可见于服用酵母片后。胞体小,常呈椭圆形,两端略尖,微有折光性,不见其核,如繁殖可见侧芽,常见于夏季已发酵的粪便中。其形态有时与微小阿米巴包囊或红细胞相混合但加入稀醋酸后不消失,而红细胞则被溶解。在菌群失调症患者,尚需与白色假丝酵母相区别,后者须见到假菌丝与厚膜孢子方可诊断,否则只能报告酵母。

(二)人体酵母

为一种寄生于人体中的真菌,亦称人体酵母。呈圆形或卵圆形,直径 5～15 μm,大小不一。内含一个大而透明的圆形体,称为液泡。此菌幼稚期液泡很小,分散于胞质之中,成熟时液泡聚合成一个大球体,占细胞的大部分。在液泡周围的狭小的胞质带,内有数颗反光性强的小点。此菌有时易与原虫包囊,特别有人芽囊原虫和白细胞相混淆,可用蒸馏水代替生理盐水进行涂片,此时人体酵母迅速破坏消失而原虫包囊及白细胞则不被破坏。水代替生理盐水进行涂片,此时人体酵母迅速破坏消失而原虫包囊及白细胞则不被破坏。亦可用碘染色,液泡部分不着色,胞质内可见1～2核,此菌一般无临床意义。大量出现时可致轻微腹泻。

(三)假丝酵母

也称作念珠菌。正常粪便中极少见,如见到首先应排除由容器污染或粪便在室温放置过久引起的污染,病理粪便中出现的假丝酵母以白色假丝酵母最为多见,常见于长期使用广谱抗生素、激素、免疫抑制剂和放、化疗之后。粪便中可见卵圆形、薄壁、折光性强、可生芽的酵母样菌,革兰氏染色阳性,可见分支状假菌丝和厚壁孢子。

六、寄生虫卵

从粪便中检查寄生虫卵,是诊断肠道寄生虫感染的最常用的化验指标。粪便中常见的寄生虫的卵有蛔虫卵、钩虫卵、鞭虫卵、蛲虫卵、华支睾吸虫卵、血吸虫卵、姜片虫卵、带绦虫卵等。寄生虫卵的检验一般用生理盐水涂片法,除华支睾吸虫需用高倍镜辨认外,其他均可经低倍镜检出。在识别寄生虫卵时应注意虫卵大小、色泽、形态,卵壳的厚薄、内部结构特点,认真观察予以鉴别,观察10个低倍视野,以低倍镜所见虫卵的最低数和最高数报告。为了提高寄生虫卵的检出阳性率,还可采用离心沉淀法,静置沉淀集卵法,通过去除粪渣,洗涤沉淀后涂片镜检,此种集卵法适用于检出各种虫卵,也可采用饱和盐水浮聚法,此法适用于检查钩虫卵、蛔虫卵及鞭虫卵。

七、肠寄生原虫

肠寄生原虫包括阿米巴原虫、隐孢子虫、鞭毛虫、纤毛虫和人芽囊原虫。

(一)肠道阿米巴

包括溶组织内阿米巴、脆弱双核阿米巴和结肠内阿米巴等。检查阿米巴时可直接用生理盐水涂片查滋养体,用碘染色法查包囊。溶组织内阿性痢疾患者粪便中可见大滋养体;带虫者和慢性间歇型阿米巴痢疾粪便中常见小滋养体、包囊前期及包囊,应注意与结肠内阿米巴鉴别。脆弱双核阿米巴通常寄生在人体结肠黏膜腺窝里,只有滋养体,尚未发现包囊,具有一定的致病力,可引起腹泻,易与白细胞混淆,应注意鉴别。结肠内阿米巴寄生在大肠腔,为无致病性共生阿米巴,对人感染较溶组织阿米巴普遍,无论滋养或包囊均需与后者区分。

(二)隐孢子虫

属肠道完全寄生性原虫。主要寄生于小肠上皮细胞的微绒毛中。目前至少存在着大型种和小型种两种不同形态的种别,在人体和多种动物体内寄生的均属小型种,即微小隐孢子虫。自 1982 年为获得性免疫缺陷综合征(艾滋病)的重要病原。已列为艾滋病重要检测项目之一。人体感染隐孢子虫其临床表现因机体免疫状况而异,在免疫功能健全的人主要为胃肠炎症状,呕吐、腹痛、腹泻,病程 1～2 周可自愈;在免疫功能缺陷或艾滋病患者则有发热、嗳气、呕吐,持续性腹泻,排稀汁样大便,每天多达 70 多次,排水量每天达 12～17 L,导致严重脱水、电解质紊乱和营养不良而死亡。隐孢子虫病的诊断主要靠从粪便中查该虫卵囊。由于卵囊直径仅为 4.5～5.5 μm,且透明反光,不易识别,需用比密 1.20 蔗糖水浓集法于 600 倍放大条件下始可看到,换用 1 000～1 500 倍放大,易于看到内部结构(有 4 个弯曲密迭的子孢子及一个圆形的球状残体)。吉姆萨染色卵囊呈淡蓝色,伴有红色颗粒状内含物。用相差显微镜观察时效果更佳。

(三)鞭毛虫和纤毛虫

人体常见的鞭毛虫及纤毛虫有蓝氏贾第鞭毛虫、迈氏唇鞭毛虫、人肠毛滴虫、肠内滴虫、中华内滴虫和结肠小袋纤毛虫等。蓝氏贾第鞭毛虫寄生在小肠内(主要在十二指肠),可引起慢性腹泻;如寄生在胆囊,可致胆囊炎。结肠小袋纤毛虫寄生于结肠内,多呈无症状带虫状态。当滋养体浸入肠壁可引起阿米巴样痢疾。人肠毛滴虫一般认为列致病性,迈氏唇鞭毛虫及中华肠内滴虫较少见,一般不致病,除人肠毛滴虫仅见到滋养体外,其他鞭毛虫、纤毛虫都可见到滋养体与包囊。在粪便直接涂片观察时要注意它们的活动情况,并以鞭毛、波动膜、口隙、细胞核等作为鉴别的依据,必要时可在涂片尚未完全干燥时用瑞特染色或碘液、铁苏木精染色进行形态学鉴别。

(四)人芽囊帮原虫

人芽囊帮原虫于 1912 年由 Brumpt 首先命名,其后分类位置一直很乱。1967 年以前曾被误认为酵母、鞭毛虫的包囊等。目前认为人芽囊原虫是寄生在高等灵长类动物和人体消化道内的原虫。可引起腹泻。其形态多样,有空泡型、颗粒型、阿米巴型和复分裂型虫体,只有阿米巴型为致病性虫体。

第四节　粪便的基因检验

近年来,大肠癌发病率有上升趋势,全世界每年新增病例高达 57 万,占全部确诊癌症的 4%。大肠癌的症状、体征均无特异性,致使临床上确诊的大肠癌大部分为中、晚期,临床治疗效果差,5 年生存率极低。如能早期诊断出大肠癌,可使 90% 以上的患者得到治愈。因此,大肠癌的筛选诊断工作非常重要。既往应用最普遍的筛选检查是大便隐血实验(FOBT),虽然 FOBT 在筛选大肠癌方面取得一些进展,但有很高的假阳性率和假阴性率。纤维结肠镜检查是检出大肠癌的可靠方法,但该方法为侵入性且需要一定的设备和仪器,操作要求也较高,目前尚不能用于大范围人群筛选普查。肿瘤标志物检查,如癌胚抗原(CEA)、CA19-9 及肿瘤相关抗原 T、Tn 及 TAG-T2 等,虽然对大肠癌的临床诊断及预后判断有帮助,但对早期大肠癌诊断的特异性及敏感性均不高。随着分子生物学的发展,人们认识到肿瘤的发生、发展归因于相关基因突变,而粪便中的脱落细胞包含着与大肠癌关系密切的突变基因,粪便中基因检测可望成为筛选诊断大肠癌的新方法。

一、粪便基因筛检的分子生物学基础

分子生物学研究表明,肿瘤的产生是多能干细胞向正常细胞增殖、分化的过程中,受环境因素和遗传因素的影响,相关基因发生改变的结果。肿瘤细胞的基因与基因表达与正常细胞有显著区别,因此如能检出这种基因改变就能为肿瘤的诊断和预防提供条件。肿瘤不是单基因疾病,肿瘤的发生发展是肿瘤相关基因的多阶段积累的改变过程,涉及多种癌基因激活和多种抑癌基因失活。如能在早期检出基因突变信息,就可以获得细胞癌变的信号,从而对肿瘤的早期诊断和预防带来积极意义。

目前认为一种肿瘤的产生需要 4~5 个相关癌基因的改变;与大肠癌相关的癌基因主要有 ras、$c\text{-}myc$、$c\text{-}erb2$ 等,与大肠癌相关的抑癌基因主要有 APC/MCC、DCC、$p53$ 及 RB 等。在大肠癌形成过程中,ras、$c\text{-}myc$ 癌基因和 APC、MCC 抑癌基因的改变是早期事件。Ras 基因改变主要发生在 12、13 或 16 密码子,大约 50% 的大肠癌和 50% 的大肠腺瘤(直径>1 cm)发现有 ras 基因突变。等位基因的丢失最常见于 17p 染色体等位基因的缺失。虽然这种缺失在大肠腺瘤的各个时期都很少见到,但有人发现 17p 等位基因丢失与腺瘤向癌转变有关。17p 染色体等位基因丢失的常见部位为 $p53$ 基因,$K\text{-}ras$、$p53$ 基因是人类癌症最常见的突变基因,两者的检出对大肠癌的诊断很有帮助。包含 APC 基因和 MCC 基因的 5q 等位基因的缺失占散发性大肠癌的 35%。这些基因的特异性改变可成为诊断肿瘤的标记。

人们很早就发现,结肠黏膜上皮不断脱落入肠腔随粪便排出,其更新周期约为每小时 1%，整个大肠黏膜 3～4 天即可重新更换一次，而生长旺盛的肿瘤组织更新更快。虽然这些黏膜细胞脱落后很快从粪便中排出，但由于粪便物质的存在，用脱落细胞学手段难以发现异常细胞。要进行细胞学分析，只有从直肠、结肠的灌洗液中才能得到比较干净的细胞，这无疑又增加了方法的难度和患者的痛苦。然而，应用分子生物学技术检测粪便中的相关基因突变，则不受粪便其他物质的影响，且可以批量筛查，可望成为大肠癌的筛选和早期诊断的一种敏感而有效的方法。

二、粪便基因突变检测方法

有学者于 1992 年首次阐述可以从大肠癌粪便脱落细胞检出 K-ras 基因突变，但他所采用的方法比较复杂，因而不能用于常规例行诊断。目前检测粪便基因突变的方法主要有：①免疫组织化学检测（IHC）；②印迹杂交；③DNA 直接测序；④PCR 产物单链 DNA 泳动变位技术和错配 PCR 技术。传统的印迹杂交和 DNA 直接测序，虽然可准确地确定突变的类型及部位，但操作复杂、技术要求高、时间长、费用较高，不适用于临床筛检基因突变。目前多采用的是免疫组织化学法检测癌相关基因产物，如检测 p53 蛋白、ras 基因的 p21 蛋白及 c-myc 的 p62 蛋白。虽然该技术简单，但有相当一部分基因改变检测不到，且运用不同的抗体需要不同的解释标准，临床意义也不同。用 IHC 检测 p53 蛋白和用 PCR-SSCP 检测 p53 基因突变发现，IHC 对大肠癌的 p53 蛋白检测率为 23%，而 PCR-SSCP 分析技术检出 p53 基因突变率为 39%，两者的符合率为 68%，不符合率为 32%，说明 p53 蛋白积累不能代表有 p53 基因突变，反之亦然。有研究者认为 p53 蛋白免疫组化阳性并不一定是突变的 p53 积累，还可能是稳定的野生型 p53 蛋白在起作用。因为当正常细胞的 DNA 受损害时，野生型 p53 蛋白也会过量表达。在其他种类的癌组织中也发现 p53 蛋白增加并没有相应的 p53 基因突变。

PCR 及其相关技术的迅速发展也为快速、简便、灵敏地筛选突变基因带来了可能。其中 PCR 产物的单链 DNA 泳动变位技术（mobility shifls）在诊断基因突变方面有满意的敏感性（90%～100%）并能筛选大量样本。该技术包括变性梯度凝胶电泳（DGGE）、温度梯度凝胶电泳（TGGE）、限制性片段多态性分析（RFCP）、单链构象多态性分析（SSCP），其中，DGGE 和 TGGE 法价格昂贵，其临床应用受限制。

目前，PCR-SSCP 是最受重视的分析技术，该技术利用相同长度的单链

DNA 在非变性的凝胶电泳中不同迁移位置仅取决于单链二级空间构象——碱基排列结构,从而将突变基因片断与正常基因片断区分开来。其优点为:①操作简单,不需要特殊仪器,技术容易掌握;②实验周期短,最快可在 24 小时内得到检测结果,并不受 PCR 扩增差错的影响;③不仅可检查出单碱基置换,还可检出数个碱基插入或缺失;④可采用放射性同位素标记,使其更容易在临床上推广使用。日本学者于 1996 年开始对粪便标本中的 $p53$ 基因进行 PCR-SSCP 分析,结果发现在 11 例有 $p53$ 基因突变的手术标本中有 7 例在粪便中查出 $p53$ 基因突变;在 5 例 FOBT 阳性的患者中有 3 例粪便标本检出 $p53$ 基因突变,故认为利用 PCR-SSCP 对粪便肿瘤脱落细胞的基因突变进行分析可在临床推广应用。但该技术易产生假阳性,为其不足之处。这可能是由于在扩增的片断中,大部分为正常的基因片段,突变的基因片段较少,因此在电泳泳动变位上显示不佳。为了确定 PCR-SSCP 检测的敏感性,将肿瘤细胞混以正常细胞,浓度依次由 $0\sim90\%$ 递增,然后进行 PCR-SSCP 分析,结果发现当采用放射性标记时肿瘤细胞浓度须达 5%,PCR-SSCP 分析才能检出 $p53$ 基因突变,而当用非放射性标记时肿瘤细胞浓度必须达到 $10\%\sim15\%$ 才能显示出阳性结果。

在大肠癌患者粪便中,特别是早期癌患者的粪便中,正常的 DNA 片段常超出异常 DNA 片段 $100\sim1\,000$ 倍,使用 SSCP 分析时肿瘤相关基因的泳动变位不清楚。

近年有人用特异等位基因 PCR 扩增(ASA)可以解决这一难题。其主要原理是当特异性引物与模板之间出现错配(mismatch),特别是 $3'$ 末端碱基与模板之间出现错配时,由于 TagDNA 聚合酶缺乏 $3'-5'$ 核酸外切酶活性,因此对错误配对的碱基不能进行修改,故该引物的 PCR 扩增速率将急剧下降甚至扩增中断。有人设计出一个能与突变的基因片段正常配对而与正常片段错误配对的引物,主要是在 $3'$ 末端的碱基进行修改。该方法的优点是敏感性、特异性很高,可以从 10 000 个正常和不正常细胞中检出一个突变细胞。此外,该技术不需要限制性酶消化及与特异性等位基因相结合的寡核苷酸,也不需要对 PCR 产物进行测序分析。由该原理还可产生其他方法,如 misnatched PCR/ARMS(amplification refraitory mulation system)、mutent enriched PCR。该技术对单基因疾病如遗传病效果好,但肿瘤涉及到多基因改变,并且每个基因有多种突变,例如 p53 突变种类达 350 种,因此目前该技术主要应用于对 $K\text{-}ras$ 基因突变的检测。因为 $K\text{-}ras$ 基因的突变几乎总是发生于 3 个密码中的一个,所以设计检出 $K\text{-}ras$ 基因的敏感试验要设计检出其他肿瘤相关基因改变要简单得多。德国学者于

1996 年彩突变体富集 PCR 技术检测粪便中 *K-ras* 基因的 12、13 密码子的基因改变,16 例大肠癌手术标本经用 PCR-SSCP 分析后证实无 K-ras 突变的患者粪便中,经突变体富集 PCR 技术检测有 2 例 *K-ras* 突变,通过对手术标本再次作 PCR-SSCP 分析检测发现,确有 1 例手术标本中有 *K-ras* 突变。该作者认为该技术具有简便、灵敏性、特异性高等优点,临床上可用于检测粪便中的 *K-ras* 突变,有助于大肠癌的早期诊断。

　　除在粪便中检出基因突变以期早期诊断大肠癌外,人们还开始在尿液、胰液、痰液、支气管肺泡灌洗液、CSF 等排泄物、分泌物中查找相关基因突变,以便能早期诊断相关部位癌症。相信随着技术的改进,应用分子生物学技术检测肿瘤特异性基因将成为诊断肿瘤的重要方法。

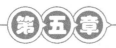

体液及分泌物检验

第一节 脑脊液检验

一、颜色检查

(一)适应证

用于中枢神经系统疾病的辅助诊断、鉴别诊断和监测。

(二)参考区间

无色、透明的液体。

(三)临床意义

病理状态下脑脊液颜色可能发生变化,不同颜色常反映一定的疾病。但是脑脊液颜色正常不能排除神经系统疾病。脑脊液可有如下颜色改变。

1.红色

因出血引起,主要见于穿刺损伤、蛛网膜下腔或脑室出血。前者在留取3管标本时,第1管为血性,以后2管颜色逐渐变浅,离心后红细胞全部沉至管底,上清液则无色透明。如为蛛网膜下腔或脑室出血,3管均呈血性,离心后上清液为淡红色或黄色。

2.黄色

常因脑脊液中含有变性血红蛋白、胆红素或蛋白量异常增高引起,见于蛛网膜下腔出血,进入脑脊液中的红细胞溶解、血红蛋白破坏,释放氧合血红蛋白而呈现黄变;血清中胆红素超过 256 $\mu mol/L$ 或脑脊液中胆红素超过 8.6 $\mu mol/L$ 时,可使脑脊液黄染;椎管阻塞(如髓外肿瘤)、多神经炎和脑膜炎时,由于脑脊液中蛋白质含量升高(>1.5 g/L)而呈黄变症。

3.乳白色

因白细胞增多所致,常见于各种化脓性菌引起的化脓性脑膜炎。

4.微绿色

见于铜绿假单胞菌、肺炎链球菌、甲型链球菌引起的脑膜炎等。

5.褐色或黑色

见于脑膜黑色素瘤等。

二、透明度检查

(一)适应证

用于中枢神经系统疾病的辅助诊断、鉴别诊断和监测。

(二)参考区间

正常脑脊液清晰透明。

(三)临床意义

病毒性脑膜炎、流行性乙型脑膜炎、中枢神经系统梅毒等由于脑脊液中细胞数仅轻度增加,脑脊液仍清晰透明或微浊;结核性脑膜炎时细胞数中度增加,呈毛玻璃样浑浊;化脓性脑膜炎时,脑脊液中细胞数极度增加,呈乳白色浑浊。

三、凝块或薄膜检查

(一)适应证

用于中枢神经系统疾病的辅助诊断、鉴别诊断和监测。

(二)参考区间

放置 24 小时后不形成薄膜及凝块。

(三)临床意义

当有炎症渗出时,因纤维蛋白原及细胞数增加,可使脑脊液形成薄膜及凝块。急性化脓性脑膜炎时,脑脊液静置 1~2 小时即可出现凝块或沉淀物;结核性脑膜炎的脑脊液静置 12~24 小时后,可见液面有纤细的薄膜形成,取此膜涂片检查结核分枝杆菌阳性率极高。蛛网膜下腔阻塞时,由于阻塞远端脑脊液蛋白质含量常高达 15 g/L,使脑脊液呈黄色胶冻状。

四、蛋白质测定

(一)适应证

用于中枢神经系统疾病的辅助诊断、鉴别诊断和监测。

(二)参考区间

(1)Pandy 试验：阴性或弱阳性。

(2)定量测定腰椎穿刺：0.20～0.45 g/L；小脑延髓池穿刺：0.10～0.25 g/L；脑室穿刺：0.05～0.15 g/L。

(三)临床意义

在生理状态下，由于血-脑屏障的作用，脑脊液中蛋白含量甚微，不到血浆蛋白含量的 1%，主要为清蛋白。病理情况下脑脊液中蛋白质含量增加，通过对脑脊液中蛋白质的测定，有助于对神经系统疾病的诊断。

蛋白含量增高：见于脑膜炎（化脓性脑膜炎时显著增加，结核性脑膜炎时中度增加，病毒性脑膜炎时轻度增加）、出血（蛛网膜下腔出血和脑出血等）、内分泌或代谢性疾病（糖尿病性神经病变，甲状腺及甲状旁腺功能减退，尿毒症及脱水等）、药物中毒（乙醇、吩噻嗪、苯妥英中毒等）、脑部肿瘤或椎管内梗阻（脊髓肿瘤、蛛网膜下腔粘连等）、鞘内免疫球蛋白合成增加伴血-脑屏障通透性增加（如格林-巴利综合征、胶原血管疾病、慢性炎症性脱髓鞘性多发性神经根病等）。

五、葡萄糖测定

(一)适应证

用于中枢神经系统疾病的辅助诊断、鉴别诊断和监测。

(二)参考区间

成年人：2.8～4.5 mmol/L；儿童：3.1～4.4 mmol/l；婴儿：3.9～5.0 mmol/L。

(三)临床意义

脑脊液中葡萄糖主要来自血糖，其含量约为血糖的 60%，它受血糖浓度、血-脑屏障通透性及脑脊液中糖酵解速度的影响。较理想的脑脊液中糖检测应在禁食 4 小时后作腰穿检查。

1.降低

见于化脓性脑膜炎、结核性脑膜炎、脑膜的肿瘤（如脑膜白血病）、结节病、梅毒性脑膜炎、风湿性脑膜炎、症状性低血糖等。

2.增高

见于病毒性神经系统感染、脑出血、下丘脑损害、糖尿病等。

六、氯化物测定

(一)适应证

用于中枢神经系统疾病的辅助诊断、鉴别诊断和监测。

(二)参考区间

成人:120~130 mmol/L;儿童:111~123 mmol/L;婴儿:110~122 mmol/L。

(三)临床意义

由于正常脑脊液中的蛋白质含量较少,为了维持脑脊液和血液渗透的平衡,脑脊液中氯化物的含量较血浆高 20% 左右。病理情况下脑脊液中氯化物含量可发生变化。

1.降低

见于结核性脑膜炎(脑脊液中氯化物明显减少,可降至 102 mmol/L 以下)、化脓性脑膜炎(减少不如结核性脑膜炎明显,多为 102~116 mmol/L)、非中枢系统疾病(如大量呕吐、腹泻、脱水等造成血氯降低时,脑脊液中氯化物亦可减少)。

2.增高

见于慢性肾功能不全、肾小球肾炎、尿毒症、呼吸性碱中毒等。

七、蛋白电泳

(一)适应证

用于中枢神经系统疾病的辅助诊断、鉴别诊断和监测。

(二)参考区间

前清蛋白:0.02~0.07(2%~7%);清蛋白:0.56~0.76(56%~76%);α_1-球蛋白:0.02~0.07(2%~7%);α_2-球蛋白:0.04~0.12(4%~12%);β-球蛋白:0.08~0.18(8%~18%);γ-球蛋白:0.03~0.12(3%~12%)。

(三)临床意义

1.前清蛋白增加

见于脑积水、脑萎缩及中枢神经系统变性疾病。

2.清蛋白增加

见于脑血管病变、椎管阻塞及脑肿瘤等。

3.α_1-球蛋白和 α_2-球蛋白增加

见于急性化脓性脑膜炎、结核性脑膜炎急性期、脊髓灰质炎等。

4.β-球蛋白增加

见于动脉硬化、脑血栓等脂肪代谢障碍性疾病,若同时伴有 $α_1$-球蛋白明显减少或消失,多见于中枢神经系统退行性病变,如小脑萎缩或脊髓变性等。

5.γ-球蛋白增加

见于脱髓鞘病,尤其是多发性硬化症。寡克隆蛋白带大多见于多发性硬化症、亚急性硬化性全脑炎、病毒性脑炎等。

八、谷氨酰胺定量测定

(一)适应证

用于中枢神经系统疾病的辅助诊断、鉴别诊断和监测。

(二)参考区间

谷氨酰胺定量测定参考区间为 0.4～0.96 mmol/L。

(三)临床意义

增高见于肝硬化晚期,进入肝性脑病期时可高达 3.4 mmol/L,出血性脑膜炎患者呈轻度增高。

九、乳酸脱氢酶测定

(一)适应证

用于中枢神经系统疾病的辅助诊断、鉴别诊断和监测。

(二)参考区间

成年人乳酸脱氢酶(LDH)参考区间为 3～40 U/L。

(三)临床意义

LDH 活性增高见于细菌性脑膜炎、脑血管病、脑瘤及脱髓鞘病等有脑组织坏死时。

十、细胞总数检查

(一)适应证

用于中枢神经系统疾病的辅助诊断、鉴别诊断和监测。

(二)参考区间

成年人:$(0～8)×10^6/L$;儿童:$(0～15)×10^6/L$;新生儿:$(0～30)×10^6/L$。

(三)临床意义

正常脑脊液中无红细胞,仅有少量白细胞,当穿刺损伤引起血性脑脊液时,白细胞计数须经校正后才有价值。

1.细胞数明显增高($>200\times10^6$/L)

见于化脓性脑膜炎、流行性脑脊髓膜炎。

2.中度增高($<200\times10^6$/L)

见于结核性脑膜炎。

3.正常或轻度增高

见于浆液性脑膜炎、流行性脑炎(病毒性脑炎)、脑水肿等。

十一、白细胞计数

(一)适应证

用于中枢神经系统疾病的辅助诊断、鉴别诊断和监测。

(二)参考区间

成年人:$(0\sim8)\times10^6$/L;儿童:$(0\sim15)\times10^6$/L;新生儿:$(0\sim30)\times10^6$/L。

(三)临床意义

1.各种脑膜炎、脑炎

化脓性脑膜炎细胞数显著增加,白细胞总数常在$(1\,000\sim20\,000)\times10^6$/L,以中性粒细胞为主;结核性和真菌性脑膜炎时亦增高,但多不超过500×10^6/L,早期以中性粒细胞为主,后期以淋巴细胞为主;病毒性脑膜炎细胞数仅轻度增加,一般不超过100×10^6/L,以淋巴细胞为主,其中流行性乙型脑炎的早期以中性粒细胞为主。

2.脑出血或蛛网膜下腔出血

亦见白细胞增多,但其来源于血液。对于血性脑脊液,白细胞计数须经校正后才有价值。

3.中枢神经系统肿瘤性疾病

细胞数可正常或稍高,以淋巴细胞为主,脑脊液中找到白血病细胞,可诊断为脑膜白血病。

4.脑寄生虫病或过敏性疾病

脑脊液中细胞数可升高,以嗜酸性粒细胞增高为主。脑脊液离心沉淀镜检可发现血吸虫卵、阿米巴原虫、弓形虫、旋毛虫的幼虫等。

十二、细胞分类计数

(一)适应证

用于中枢神经系统疾病的辅助诊断、鉴别诊断和监测。

(二)参考区间

红细胞:无或少量;淋巴及单核细胞:少量;间皮细胞:偶见;其他细胞:无。

(三)临床意义

(1)红细胞增多:见于脑出血、蛛网膜下腔出血、脑血栓、硬膜下血肿等。

(2)淋巴细胞增多:见于结核性脑膜炎、真菌性脑膜炎、病毒性脑膜炎、乙型脑炎后期、脊髓灰质炎、脑肿瘤、脑出血、多发性神经炎等。

(3)中性粒细胞增多:见于化脓性脑膜炎、流行性脑脊髓膜炎、流行性脑炎、脑出血、脑脓肿、结核性脑膜炎早期。

(4)嗜酸性粒细胞增多:见于寄生虫性脑病等。

(5)单核细胞增多:见于浆液性脑膜炎。

(6)吞噬细胞:见于麻痹性痴呆、脑膜炎。

(7)肿瘤细胞:见于脑、脊髓肿瘤。

(8)白血病细胞:见于中枢神经系统白血病。

十三、肿瘤细胞检查

(一)适应证

用于中枢神经系统肿瘤性疾病的辅助诊断、鉴别诊断和监测。

(二)参考区间

肿瘤细胞检查参考区间为阴性。

(三)临床意义

脑脊液中发现肿瘤细胞,对诊断中枢神经系统肿瘤或转移性肿瘤有重要临床价值。

十四、细菌及真菌检查

(一)适应证

用于中枢神经系统疾病的辅助诊断、鉴别诊断和监测。

(二)参考区间

细菌及真菌检查参考区间为阴性。

(三)临床意义

脑脊液中有细菌,可引起细菌性脑膜炎。如急性化脓性脑膜炎常由脑膜炎奈瑟菌、肺炎链球菌、溶血性链球菌、葡萄球菌等引起;病程较慢的脑膜炎常由结核分枝杆菌、新型隐球菌等引起。

十五、寄生虫检查

(一)适应证

用于中枢神经系统寄生虫疾病的辅助诊断、鉴别诊断和监测。

(二)参考区间

寄生虫检查参考区间为阴性。

(三)临床意义

脑脊液中若发现血吸虫卵或肺吸虫卵等,可诊断为脑型血吸虫病或脑型肺吸虫病等。

第二节 痰液检验

一、量测定

(一)适应证

用于呼吸系统疾病的辅助诊断和监测。

(二)参考区间

无痰或仅有少量泡沫痰。

(三)临床意义

当呼吸道有病变时痰量增多,见于慢性支气管炎、支气管扩张、肺脓肿、肺结核等。在疾病过程中如痰量逐渐减少,表示病情好转;反之,则表示病情有所发展。痰量突然增加并呈脓性,见于肺脓肿或脓胸破入支气管腔。

二、颜色检查

(一)适应证

用于呼吸系统疾病的辅助诊断和监测。

(二)参考区间

无色或灰白色。

(三)临床意义

病理情况下痰色改变如下。

1.红色或棕红色

系痰液中含有血液或血红蛋白。血性痰见于肺癌、肺结核、支气管扩张等;粉红色泡沫样痰见于急性肺水肿;铁锈色痰是由于血红蛋白变性所致,见于大叶性肺炎、肺梗死等。

2.黄色或黄绿色

黄痰见于呼吸道化脓性感染,如化脓性支气管炎、金黄色葡萄球菌肺炎、支气管扩张、肺脓肿及肺结核等。黄绿色见于铜绿假单胞菌感染或干酪性肺炎时。

3.棕褐色

见于阿米巴肺脓肿及慢性充血性心力衰竭肺淤血时。

4.灰色、黑色

见于矿工及长期吸烟者。

三、黏稠度检查

(一)适应证

用于呼吸系统疾病的辅助诊断和监测。

(二)参考区间

无色或灰白色黏液痰。

(三)临床意义

1.黏液性痰

黏稠外观呈灰白色,见于支气管炎、支气管哮喘和早期肺炎等。

2.浆液性痰

稀薄而有泡沫,是肺水肿的特征,或因血浆由毛细血管渗入肺泡内致痰液略带淡红色,见于肺淤血。

3.脓性痰

将痰液静置,分为3层,上层为泡沫和黏液,中层为浆液,下层为脓细胞及坏死组织。见于呼吸系统化脓性感染,如支气管扩张、肺脓肿及脓胸向肺组织溃破等。

4.血性痰

痰中混有血丝或血块。如咳出纯粹的血液或血块称为咯血,外观多为鲜红色泡沫状,陈旧性痰呈暗红色凝块。血性痰常提示肺组织有破坏或肺内血管高度充血,见于肺结核、支气管扩张、肺癌、肺吸虫病等。

四、气味检查

(一)适应证

用于呼吸系统疾病的辅助诊断和监测。

(二)参考区间

无特殊气味。

(三)临床意义

血性痰可带有血腥气味,见于各种原因所致的呼吸道出血。肺脓肿、支气管扩张合并厌氧菌感染时痰液有恶臭,晚期肺癌的痰液有特殊臭味。

五、异物检查

(一)适应证

用于呼吸系统疾病的辅助诊断和监测。

(二)参考区间

异物检查无参考区间。

(三)临床意义

痰中可见的异物主要如下所示。

(1)支气管管型:见于支气管炎、纤维蛋白性支气管炎、大叶性肺炎等。

(2)干酪样小块:见于肺结核、肺坏疽等。

(3)硫黄样颗粒:见于放线菌感染。

(4)虫卵或滋养体:可见相应的寄生虫感染。

六、结石检查

(一)适应证

用于呼吸系统疾病的辅助诊断和监测。

(二)参考区间

结石检查正常人为阴性。

(三)临床意义

阳性:见于肺石。肺石为淡黄色或白色的碳酸钙或磷酸钙结石小块,表面不规则,呈丘状突起。可能为肺结核干酪样物质的钙化产生,亦可由侵入肺内的异物钙化而成。

七、白细胞检查

(一)适应证

用于呼吸系统疾病的辅助诊断和监测。

(二)参考区间

白细胞检查正常值为 0~5/HP。

(三)临床意义

(1)中性粒细胞增多:见于呼吸系统有细菌感染时,常成堆存在。

(2)淋巴细胞增多:见于肺结核时。

(3)嗜酸性粒细胞增多:见于支气管哮喘、过敏性支气管炎、肺吸虫病时。

八、红细胞检查

(一)适应证

用于呼吸系统疾病的辅助诊断和监测。

(二)参考区间

红细胞检查无参考区间。

(三)临床意义

红细胞增多:见于支气管扩张、肺癌及肺结核时。

九、上皮细胞检查

(一)适应证

用于呼吸系统疾病的辅助诊断和监测。

(二)参考区间

偶见。

(三)临床意义

急性喉炎、咽炎和支气管黏膜发炎时可有大量上皮细胞混入痰液；当肺组织遭到严重破坏时还可出现肺泡上皮细胞。

十、肿瘤细胞检查

(一)适应证

用于呼吸系统恶性肿瘤的诊断、鉴别诊断和监测。

(二)参考区间

肿瘤细胞检查无参考区间。

(三)临床意义

肺癌及其他肺部转移性肿瘤时可检出肿瘤细胞。

十一、吞噬细胞检查

(一)适应证

用于呼吸系统疾病的辅助诊断和监测。

(二)参考区间

吞噬细胞检查无参考区间。

(三)临床意义

吞噬细胞增多可见于肺炎、肺梗死及肺出血等。

十二、结晶检查

(一)适应证

用于呼吸系统疾病的辅助诊断和监测。

(二)参考区间

结晶检查无参考区间。

(三)临床意义

1.夏科-雷登结晶

见于支气管哮喘、肺吸虫病时。

2.CHO 结晶

见于肺结核、肺脓肿、肺部肿瘤时。

十三、病原体检查

(一)适应证

用于呼吸系统感染性疾病的辅助诊断和监测。

(二)参考区间

病原体检查无参考区间。

(三)临床意义

相应病原体感染时,可在显微镜下观察到相应病原体,如金黄色葡萄球菌、链球菌、放线菌、结核分枝杆菌、寄生虫等。

第三节　胃 液 检 验

一、量测定

(一)适应证

用于胃、十二指肠等疾病的辅助诊断、鉴别诊断和监测。

(二)参考区间

正常空腹 12 小时后胃液残余量约为 50 mL。

(三)临床意义

1.增多

胃液＞100 mL,多见于十二指肠溃疡、卓-艾综合征、胃蠕动功能减退及幽门梗阻。

2.减少

胃液量＜10 mL,主要见于胃蠕动功能亢进、萎缩性胃炎等。

二、颜色检查

(一)适应证

用于胃、十二指肠等疾病的辅助诊断、鉴别诊断和监测。

（二）参考区间

无色透明液体。

（三）临床意义

胃液如有大量黏液,则呈浑浊灰白色;如有鲜红血丝,多系抽胃液时伤及胃黏液所致。病理性出血时,血液与胃液均匀混合,且多因胃酸作用及出血量多少而呈深浅不同的棕褐色,可见于胃炎、溃疡、胃癌等。咖啡残渣样外观提示胃内有大量陈旧性出血,常见于胃癌,可用隐血试验证实。插管时引起恶心呕吐、幽门闭锁不全、十二指肠狭窄等均可引起胆汁逆流。胃液混有新鲜胆汁呈现黄色,放置后则变为绿色。

三、黏液检查

（一）适应证

用于胃、十二指肠等疾病的辅助诊断、鉴别诊断和监测。

（二）参考区间

正常胃液含有少量分布均匀的黏液。

（三）临床意义

黏液增多提示胃可能有炎症。

四、食物残渣检查

（一）适应证

用于胃、十二指肠等疾病的辅助诊断、鉴别诊断和监测。

（二）参考区间

无食物残渣及微粒。

（三）临床意义

空腹胃液中出现食物残渣及微粒,提示胃蠕动功能不足,如胃下垂、幽门梗阻、胃扩张等。

五、酸碱度测定

（一）适应证

用于胃、十二指肠等疾病的辅助诊断、鉴别诊断和监测。

(二)参考区间

pH 为 0.9～1.8。

(三)临床意义

胃液 pH 在 3.5～7.0 时,见于萎缩性胃炎、胃癌、继发性缺铁性贫血、胃扩张、甲状腺功能亢进等。pH＞7 时,见于十二指肠壶腹部溃疡、胃泌素瘤、幽门梗阻、慢性胆囊炎、十二指肠液反流等。

六、组织碎片检查

(一)适应证

用于胃、十二指肠等疾病的辅助诊断、鉴别诊断和监测。

(二)参考区间

组织碎片检查正常人为阴性。

(三)临床意义

胃癌、胃溃疡患者胃液中可见多少不等的组织碎片。

七、胃酸分泌量测定

(一)适应证

用于胃、十二指肠等疾病的辅助诊断、鉴别诊断和监测。

(二)参考区间

(1)基础胃酸排泌量(BAO):(3.9±2.0)mmol/h,很少超过 5 mmol/h。

(2)最大胃酸分泌量(MAO):3～23 mmol/L,女性略低。

(3)高峰胃酸分泌量(PAO):(20.6±8.4)mmol/h。

(4)BAO/MAO 比值:0.2。

(三)临床意义

1.胃酸分泌增加

见于十二指肠溃疡。高酸是十二指肠溃疡的临床特征,其 BAO 与 MAO 多明显增高。BAO 超过 40 mmol/h 时对十二指肠溃疡有诊断意义。胃泌素瘤或称卓-艾综合征以 BAO 升高为特征,可以高达 10～100 mmol/h 或更高,MAO 一般比 BAO 高出 40％～60％。胃已经接近于最大的被刺激状态。BAO/MAO 比值＞0.6 是胃泌素瘤病理表现之一。此外,在诊断胃泌素瘤时还应测定血中胃泌素浓度。

2.胃酸分泌减少

与胃黏膜受损害的程度及范围有关。胃炎时 MAO 轻度降低,萎缩性胃炎时可明显下降,严重者可无酸,部分胃溃疡患者胃酸分泌也可降低。胃癌时胃酸分泌减少或缺如,但胃酸测定对鉴别良性溃疡或胃癌意义不大。胃酸减少还可见于恶性贫血。

八、乳酸测定

(一)适应证

用于胃、十二指肠等疾病的辅助诊断、鉴别诊断和监测。

(二)参考区间

乳酸测定参考区间为<5 g/L。

(三)临床意义

增高见于胃癌、幽门梗阻、萎缩性胃炎、慢性胃炎、慢性胃扩张等。

九、隐血试验

(一)适应证

用于胃、十二指肠等疾病的辅助诊断、鉴别诊断和监测。

(二)参考区间

隐血试验参考区间为阴性。

(三)临床意义

胃炎、胃溃疡、胃癌时可因不同程度的出血而使隐血试验呈阳性。

十、胆汁检查

(一)适应证

用于胃、十二指肠等疾病的辅助诊断、鉴别诊断和监测。

(二)参考区间

胆汁检查参考区间为阴性。

(三)临床意义

阳性:见于幽门闭锁不全、十二指肠乳头以下梗阻等。

十一、尿素检查

(一)适应证

用于胃幽门螺杆菌感染的辅助诊断、鉴别诊断和监测。

(二)参考区间

尿素检查参考区间为>1 mmol/L。

(三)临床意义

幽门螺杆菌是人胃内唯一产生大量尿素酶的细菌。利用尿素酶可以分解尿素的原理,测定胃液中尿素浓度可以判断是否感染幽门螺杆菌。感染幽门螺杆菌的患者胃液中尿素浓度明显降低。如胃液中尿素浓度<1 mmol/L 提示有感染,尿素浓度为"0"时可以确诊。

十二、红细胞检查

(一)适应证

用于胃、十二指肠等疾病的辅助诊断、鉴别诊断和监测。

(二)参考区间

红细胞检查参考区间为阴性。

(三)临床意义

出现大量红细胞时,提示胃部可能有溃疡、恶性肿瘤等。

十三、白细胞检查

(一)适应证

用于胃、十二指肠等疾病的辅助诊断、鉴别诊断和监测。

(二)参考区间

少量(每微升 100~1 000 个),多属中性粒细胞。

(三)临床意义

每微升胃液白细胞增加>1 000 个时多属病理现象,见于胃黏膜各种炎症时。鼻咽部分泌物和痰液混入时可见成堆白细胞,同时还可见柱状上皮细胞,无临床意义。胃酸高时细胞质被消化只剩裸核,低酸或无酸时其白细胞形态完整。

十四、上皮细胞检查

(一)适应证

用于胃、十二指肠等疾病的辅助诊断、鉴别诊断和监测。

(二)参考区间

可见少量鳞状上皮细胞,不见或偶见柱状上皮细胞。

(三)临床意义

胃中鳞状上皮细胞来自口腔、咽喉、食管黏膜,无临床意义。柱状上皮细胞来自胃黏膜,胃炎时增多。胃酸高时上皮细胞仅见裸核。

十五、肿瘤细胞检查

(一)适应证

用于胃恶性肿瘤的诊断、鉴别诊断和监测。

(二)参考区间

肿瘤细胞检查参考区间为阴性。

(三)临床意义

镜检时如发现有成堆的大小不均、形态不规则、核大、多核的细胞时,应该高度怀疑是癌细胞,需做染色等进一步检查。

十六、细菌检查

(一)适应证

用于胃、十二指肠等疾病的辅助诊断、鉴别诊断和监测。

(二)参考区间

细菌检查参考区间为阴性。

(三)临床意义

胃液有高酸性不利于细菌生长,正常胃液中检不出确定的菌群。胃液中能培养出的细菌,通常反映是吞咽的唾液或鼻咽分泌物中的细菌,无临床意义。在低酸、有食物滞留时可出现一些有意义的细菌,如八叠球菌可见于消化性溃疡及幽门梗阻时;博-奥杆菌可见于胃酸缺乏合并幽门梗阻时,对胃癌的诊断有一定的参考价值;抗酸杆菌多见于肺结核患者;化脓性球菌培养阳性,若同时伴有胃黏膜柱状上皮细胞增多时,提示胃黏膜有化脓性感染;若伴有胆道上皮细胞则可能有胆道炎症。

第四节　精液检验

一、量测定

(一)适应证

用于男性不育症、生殖系统疾病的诊断、鉴别诊断和监测。

(二)参考区间

一次射精量为 2～5 mL。

(三)临床意义

1.减少

(1)精液减少:数天未射精而精液量少于 1.5 mL 者。可致不孕,但不能肯定为男性不育症的原因。

(2)无精液症:精液量减少至 1～2 滴,甚至排不出。精液量减少常见于睾丸功能不全、睾丸炎、精囊炎、淋病、前列腺切除等。

2.增多

一次射精的精液量超过 8 mL,称为精液过多。精液过多可导致精子数量相对减少,影响生育。常由于垂体促性腺激素分泌功能亢进,雄激素水平增高所致,也可见于长时间禁欲者。

二、外观检查

(一)适应证

用于男性不育症、生殖系统疾病的诊断、鉴别诊断和监测。

(二)参考区间

灰白色或乳白色黏稠状,久未射精者可呈淡黄色。

(三)临床意义

(1)血性:见于前列腺和精囊的非特异性炎症、生殖系统结核、肿瘤、结石,也可见于生殖系统损伤等。

(2)脓性:呈黄色或棕色,常见于精囊炎、前列腺炎等。

三、液化时间检查

(一)适应证

(1)用于男性不育症、生殖系统疾病的诊断、鉴别诊断和监测。

(2)用于计划生育、科研、精子库筛选优质精子。

(二)参考区间

室温下<60分钟。

(三)临床意义

精液不液化见于前列腺炎。

四、黏稠度检查

(一)适应证

(1)用于男性不育症、生殖系统疾病的诊断、鉴别诊断和监测。

(2)用于计划生育、科研、精子库筛选优质精子。

(二)参考区间

精液拉丝长度不超过2 cm或在移液管口形成连续的小滴。

(三)临床意义

(1)增高:与附属性腺功能异常有关。见于前列腺炎、附睾炎。

(2)降低:刚射出的精液黏稠度低,似米汤,可能为先天性精囊缺如、精囊液流出受阻所致,也可见于生殖系统炎症所致的精子数量减少或无精子症。

五、酸碱度检查

(1)适应证:①用于男性不育症、生殖系统疾病的诊断、鉴别诊断和监测;②用于计划生育、科研、精子库筛选优质精子。

(2)参考区间:7.2~8.0。

(3)临床意义:弱碱性的精液射入阴道后可中和阴道分泌物中的有机酸,利于精子游动。当pH<7并伴少精子症,可能是由于输精管、精囊或附睾发育不全所致。当pH>8时,可能为急性附属性腺炎或附睾炎所致。

六、精子活动率检查

(一)适应证

(1)用于男性不育症、生殖系统疾病的诊断、鉴别诊断和监测。

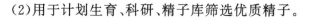

（2）用于计划生育、科研、精子库筛选优质精子。

（二）参考区间

射精 30～60 分钟内应＞60%。

（三）临床意义

精子活动率和精子活动力与受精关系密切。当精子活动率＜40%，可致不育。

下降：常见于精索静脉曲张、生殖系统感染（如淋病、梅毒等）、物理因素（如高温环境、放射线因素等）、化学因素（如应用某些抗代谢药物、抗疟药、雌激素、氧化氮芥、乙醇等）、免疫因素（如存在抗精子抗体）等。

七、精子存活率检查

（一）适应证

（1）用于男性不育症、生殖系统疾病的诊断、鉴别诊断和监测。

（2）用于计划生育、科研、精子库筛选优质精子。

（二）参考区间

射精 30～60 分钟应＞50%。

（三）临床意义

下降：见于精索静脉曲张，生殖道非特异性感染及使用某些抗代谢药、抗疟药、雌激素、氧化氮芥时。

八、精子活动力检查

（一）适应证

（1）用于男性不育症、生殖系统疾病的诊断、鉴别诊断和监测。

（2）用于计划生育、科研、精子库筛选优质精子。

（二）参考区间

射精后 60 分钟内，精子总活动力（前向运动和非前向运动）≥40%，前向运动≥32%。

（三）临床意义

精子活动力减弱或死精子过多是导致不育的主要原因。精子活动力下降，主要见于以下几种情况。

(1)睾丸生精上皮不完全成熟或受损,产生的精子质量差,活动能力弱。

(2)精液量少。

(3)精浆变异,如附睾、精囊、前列腺等有炎症时,酸碱度、供氧、营养、代谢等均不利于精子的活动和存活;若存在抗精子抗体,可以使精子凝集,从而失去了活动能力。

九、精子数量检查

(一)适应证

(1)用于男性不育症、生殖系统疾病的诊断、鉴别诊断和监测。

(2)用于计划生育、科研、精子库筛选优质精子。

(二)参考区间

精子浓度:$\geqslant 15 \times 10^9/L$;精子总数:$\geqslant 39 \times 10^6/$次。

(三)临床意义

正常人的精子数量存在着明显的个体差异。精子浓度持续$< 15 \times 10^9/L$时为少精子症,连续3次检查(离心沉淀物)无精子时为无精子症。少精子症、无精子症常见于精索静脉曲张,先天性或后天性睾丸疾病(如睾丸畸形、萎缩、结核、炎症、肿瘤等),理化因素损伤(如抗癌药、重金属、乙醇、放射线等损伤),输精管、精囊缺陷,长期食用棉酚等,内分泌疾病(如垂体、甲状腺、性腺功能亢进或减退、肾上腺病变等)。

十、精子形态检查

(一)适应证

(1)用于男性不育症、生殖系统疾病的诊断、鉴别诊断和监测。

(2)用于计划生育、科研、精子库筛选优质精子。

(二)参考区间

精子形态检查参考区间为$> 4\%$。

(三)临床意义

正常精子由头部、体部和尾部组成。凡是精子头部、体部和尾部任何部位出现变化,均为异常精子。正常形态精子低于15%时,体外受精率降低。

异常形态精子增多:常见于精索静脉曲张,睾丸、附睾功能异常,生殖系统感染,应用某些化学药物(如卤素、乙二醇、重金属、雌激素等),放射线损伤等。

十一、非精子成分检查

(一)适应证

用于男性不育症、生殖系统疾病的诊断、鉴别诊断和监测。

(二)参考区间

未成熟生殖细胞：<1%；红细胞：偶见；白细胞：少量(<5/HP)；上皮细胞：少量。

(三)临床意义

1.未成熟生殖细胞

即生精细胞。增多见于睾丸曲细精管受到某些药物或其他因素影响或损害时。

2.红细胞增多

常见于睾丸肿瘤、前列腺癌等，此时精液中还可出现肿瘤细胞。

3.白细胞

当白细胞>5/HP时为异常，常见于前列腺炎、精囊炎和附睾炎等。当精液中白细胞数>1×10^9/L，称为脓精症或白细胞精液症。白细胞通过直接吞噬作用或释放和分泌细胞因子、蛋白酶以及自由基等破坏精子，引起精子的活动率和活动力降低，导致男性不育。

十二、精子凝集检查

(一)适应证

用于男性不育症、生殖系统疾病的诊断、鉴别诊断和监测。

(二)参考区间

阴性。

(三)临床意义

凝集的精子数超过10个为阳性。阳性提示可能存在免疫性不育。

十三、精子低渗肿胀试验

(一)适应证

用于男性不育症、生殖系统疾病的诊断、鉴别诊断和监测。

(二)参考区间

精子低渗肿胀率>60%。

（三）临床意义

精子低渗肿胀试验（HOS）可作为体外精子膜功能及完整性的评估指标，预测精子潜在的受精能力。精子尾部肿胀现象是精子膜功能的正常表现，不育症男性的精子肿胀试验肿胀率明显降低。

十四、病原微生物检查

（1）适应证：用于男性生殖系统感染性疾病的诊断、鉴别诊断和监测。

（2）参考区间：阴性。

（3）临床意义：阳性，提示存在生殖系统感染。

十五、精浆果糖测定

（1）适应证：用于精囊腺炎、无精子症的辅助诊断、鉴别诊断和监测。

（2）参考区间：9.11～17.67 mmol/L。

（3）临床意义：精液中的果糖由精囊产生，为精子的代谢提供营养，供给精子能量，维持精子的活动力。同时，它与雄性激素相平行，可间接反映睾酮水平。果糖阴性可见于先天性双输精管完全阻塞及精囊缺如时；精浆果糖含量降低，见于精囊腺炎时。

在无精子症和射精量少于 1 mL 者，若精浆中无果糖为精囊阻塞；有果糖，则为射精管阻塞。

十六、精浆 α-葡糖苷酶测定

（1）适应证：用于无精子症、远端输精管阻塞的辅助诊断、鉴别诊断和监测。

（2）参考区间：35.1～87.7 U/mL。

（3）临床意义：α-葡糖苷酶主要由附睾上皮细胞分泌，该酶对鉴别输精管阻塞和睾丸生精障碍所致的无精子症有一定意义。当输精管结扎后，该酶活力显著降低；阻塞性无精子症时，该酶活性下降。

十七、精浆游离左旋肉毒碱测定

（1）适应证：用于附睾功能评价和监测。

（2）参考区间：(461.56 ± 191.63)nmol/L。

（3）临床意义：精浆肉毒碱是评价附睾功能的指标，精浆肉毒碱含量正常，表明附睾功能正常。精浆中肉毒碱含量下降，表示附睾功能发生障碍。若将精浆肉毒碱与果糖联合检测，对附睾和精囊腺功能判断更有价值。

十八、精浆乳酸脱氢酶同工酶 X 测定

(一)适应证

用于男性不育症、生殖系统疾病的诊断、鉴别诊断和监测。

(二)参考区间

LDH-X1:248~1 376 U/L;LDH-X2:10.96~32.36 mU/10⁶精子。精浆/全精子 LDH-X 比值:0.21~0.56。

(三)临床意义

LDH-X 活性与精子浓度特别是活精子浓度呈良好的正相关,活性降低可致生育力下降,是评价睾丸生精功能的良好指标。

LDH-X 活性下降:见于睾丸萎缩、精子生成缺陷及少精或无精子症患者。精子发生障碍时,则无 LDH-X 形成。

十九、精浆酸性磷酸酶测定

(1)适应证:用于前列腺疾病的辅助诊断和监测。

(2)参考区间:48.8~208.6 U/mL。

(3)临床意义:①酸性磷酸酶(ACP)活性降低见于前列腺炎,另外,ACP 有促进精子活动的作用,精浆中 ACP 降低,精子活动力减弱,可使受孕率下降;②ACP活性增高见于前列腺癌和前列腺肥大。

二十、精子顶体酶活性测定

(1)适应证:用于男性不育症的辅助诊断和监测。

(2)参考区间:48.2~218.7 μU/10⁶精子。

(3)临床意义:顶体酶对于精子的运动和受精过程都是不可缺少的,顶体酶活力不足可导致男性不育。因此精子顶体酶活性测定可作为精子受精能力和诊断男性不育症的参考指标。

二十一、精浆锌测定

(一)适应证

用于男性不育症、睾丸萎缩等疾病的辅助诊断和监测。

(二)参考区间

一次射精≥2.4 μmol。

(三)临床意义

1.缺乏

可影响性腺的发育,使性功能减退,睾丸萎缩,精子数目减少、弱精、死精等。

2.严重缺乏

可使精子发生处于停顿状态,造成不育。

3.青春期缺锌

影响男性生殖器官和第二性征的发育。

此外,锌含量与前列腺液杀菌能力和抗菌机制有关,前列腺能合成具有抗菌作用的含锌多肽。

二十二、精浆抗精子抗体检查

(1)适应证:用于男性免疫性不育的辅助诊断和监测。

(2)参考区间:阴性。

(3)临床意义:抗精子抗体的出现及滴度升高无论在男性或女性,均可导致不育。因此,抗精子抗体的检测可以作为不育症患者临床治疗及预后判断的重要指标。阳性:提示存在免疫性不育。

二十三、精浆免疫抑制物测定

(1)适应证:用于男性免疫性不育的辅助诊断和监测。

(2)参考区间:(430 ± 62)U/mL。

(3)临床意义:精浆免疫抑制物活性降低与不育、习惯性流产、女性对配偶精液过敏的发生有密切关系。

二十四、精浆免疫球蛋白测定

(1)适应证:用于男性免疫性不育的辅助诊断和监测。

(2)参考区间:IgA,(90.3 ± 57.7)mg/L;IgG,(28.6 ± 16.7)mg/L;IgM,(90.3 ± 57.7)mg/L;IgA,(2.3 ± 1.9)mg/L;补体 C3、C4,无。

(3)临床意义:抗精子抗体浓度增高者,其精浆免疫球蛋白也升高,生殖系统感染者精浆免疫球蛋白升高。

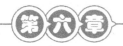

血 脂 检 验

第一节　胆固醇检验

一、概述

(一)生化特性及病理生理

CHO是人体的主要固醇,是非饱和固醇,基本结构为环戊烷多氢体(甾体)。正常人体含CHO量约为 2 g/kg 体质量,外源性CHO(约占 1/3)来自食物经小肠吸收,内源性CHO(约占 2/3)由自体细胞合成。人体CHO除来自食物以外,90%的内源性CHO在肝内由乙酰辅酶 A 合成,且受食物中CHO多少的制约。CHO是身体组织细胞的基本成分,除特殊情况外(如先天性 β 脂蛋白缺乏症等),人体不会缺乏CHO。除脑组织外,所有组织都能合成CHO。在正常情况下,机体的CHO几乎全部由肝脏和远端小肠合成,因此临床和预防医学较少重视研究低CHO血症。一般情况下,血清CHO降低临床表现常不明显,但长期低CHO也是不正常的,能影响生理功能,如记忆力和反应能力降低等。

CHO的生理功能:主要用于合成细胞膜、类固醇激素和胆汁酸。

血浆CHO主要存在于低密度脂蛋白(LDL)中,其次存在于高密度脂蛋白(HDL)和极低密度脂蛋白(VLDL)中,而乳糜微粒(CM)中含量最少。CHO主要是以两种脂蛋白形式(LDL 和 HDL)进行转运的,它们在脂类疾病发病机制中作用相反。

个体内CHO平均变异系数(CV)为 8%。总CHO浓度提供一个基值,它提示是否应该进一步进行脂蛋白代谢的实验室检查。一般认为在 CHO 水平<4.1 mmol/L(160 mg/dL)时冠心病不太常见;同时将 5.2 mmol/L(200 mg/dL)作

为阈值,超过该值时冠心病发生的危险性首先适度地增加,当 CHO 水平高于 5.4 mmol/L(250 mg/dL)时其危险性将大大增加。Framingham 的研究结果表明,与冠心病危险性相关的总 CHO 浓度其个体预期值则较低。总 CHO 浓度只有在极值范围内才有预测意义,即<4.1 mmol/L(160 mg/dL)和>8.3 mmol/L(320 mg/dL)。临床对高胆固醇血症极为重视,将其视为发生动脉粥样硬化最重要的原因和危险因素之一。

(二)总 CHO 测定

1.测定方法

采用 CHO 氧化酶——过氧化物酶耦联的 CHOD-PAP 法。

(1)检测原理:CHO 酯被 CHO 酯酶分解成游离 CHO 和脂肪酸。游离 CHO 在 CHO 氧化酶的辅助下消耗氧,然后被氧化,导致 H_2O_2 增加。应用 Trinder 反应,即由酚和 4-氨基安替比林形成的过氧化物酶的催化剂形式的红色染料,通过比色反应检验 CHO 浓度。

(2)稳定性:血浆或血清样本在 4 ℃时可保存 4 天。长期保存应置于−20 ℃。

2.参考范围

我国血脂异常防治对策专题组 1997 年提出的《血脂异常防治建议》规定:

理想范围<5.2 mmol/L,边缘性增高 5.23～5.69 mmol/L,增高>5.72 mmol/L。

美国胆固醇教育计划(NCEP)成人治疗组(ATP)1994 年提出的医学决定水平:①理想范围<5.1 mmol/L;②边缘性增高:5.2～6.2 mmol/L;③增高:>6.21 mmol/L。

据欧洲动脉粥样硬化协会的建议,血浆 CHO>5.2 mmol/L 时与冠心病发生的危险性增高具有相关性。CHO 越高,这种危险增加的越大,它还可因其他危险因素如抽烟、高血压等而增强。

3.检查指征

以下疾病应检测血清 CHO:①动脉粥样硬化危险性的早期确诊;②使用降脂药治疗后的监测反应;③高脂蛋白血症的分型和诊断。

二、血清 CHO 异常常见原因

见表 6-1。

表 6-1 CHO 增高与减低的常见原因

增高	减低
原发性	原发性
家族性高胆固醇血症[低密度脂蛋白受体(LDL-R)缺陷]	无 β 脂蛋白血症
	低 β 脂蛋白血症
混合性高脂蛋白血症	α 脂蛋白缺乏症
家族性Ⅲ型高脂蛋白血症	家族性卵磷脂-胆固醇酯酰基转移酶(LCAT)缺乏病
继发性	继发性
内分泌疾病	严重肝脏疾病
甲状腺功能减退	急性重型肝炎
糖尿病(尤其昏迷时)	肝硬化
库欣综合征	内分泌疾病
肝脏疾病	甲状腺功能亢进
阻塞性黄疸	艾迪生病
肝癌	严重营养不良
肾脏疾病	吸收不良综合征
肾病综合征	严重贫血
慢性肾炎肾病期	白血病
类脂性肾病	癌症晚期
药物性	
应用固醇类制剂	

三、临床思路

见图 6-1。

(一)除外非疾病因素

血清 CHO 水平受年龄、家族、民族、性别、遗传、饮食、工作性质、劳动方式、精神因素、饮酒、吸烟和职业的影响。

1.性别和年龄

血浆 CHO 水平,男性较女性高,两性的 CHO 水平都随年龄增加而上升,但 70 岁后下降,中青年女性低于男性。女性在绝经后 CHO 可升高,这与妇女绝经后雌激素减少有关。美国妇女绝经后,血浆 CHO 可增高大约 0.52 mmol/L (20 mg/dL)。

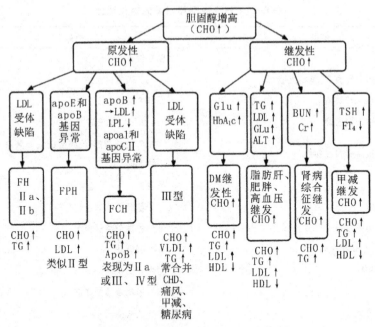

图 6-1　血清 CHO 分析临床思路

2.妊娠

女性妊娠中、后期可见生理性升高,产后恢复原有水平。

3.体质量

有研究提示:血浆 CHO 增高可因体质量增加所致,并且证明肥胖是血浆 CHO 升高的一个重要因素。一般认为体质量增加,可使人体血浆 CHO 升高 0.65 mmol/L(25 mg/dL)。

4.运动

体力劳动较脑力劳动为低。血浆 CHO 高的人可通过体力劳动使其下降。

5.种族

白种人较黄种人高。正常水平较高的人群往往有家族倾向。

6.饮食

临界 CHO 升高的一个主要原因是较高的饱和脂肪酸的饮食摄入,一般认为,饱和脂肪酸摄入量占总热卡的 14%,可使血浆 CHO 增高大约 0.52 mmol/L(20 mg/dL),其中多数为 LDL-C。但是 CHO 含量不像甘油三酯(triglyceride,TG)易受短期食物中脂肪含量的影响而上升,一般讲,短期食用高 CHO 食物对血中 CHO 水平影响不大,但长期高 CHO、高饱和脂肪酸和高热量饮食习惯可使血浆 CHO 上升。素食者低于非素食者。

7.药物

应用某些药物可使血清 CHO 水平升高,如环孢霉素、糖皮质激素、苯妥英钠、阿司匹林、某些口服避孕药、β 受体阻滞剂等。

8.血液的采集

静脉压迫 3 分钟可以使 CHO 值升高 10%。在受试者站立体位测得的值相对于卧位也出现了相似的增加。在进行血浆检测时推荐使用肝素或 EDTA 作为抗凝剂。

9.干扰因素

血红素>2 g/L 和胆红素 70%mol/L(42 mg/dL)时,会干扰全酶终点法测定。抗坏血酸和 α-甲基多巴等类还原剂会引起 CHO 值假性降低,因为它们能和过氧化氢反应,阻断显色反应(即阻断偶联终点比色反应过程)。

(二)血清 CHO 病理性增高

临界高胆固醇血症的原因:除了其基础值偏高外,主要是饮食因素即高 CHO 和高饱和脂肪酸摄入以及热量过多引起的超重,其次包括年龄效应和女性的更年期影响。

轻度高胆固醇血症原因:轻度高胆固醇血症是指血浆 CHO 浓度为 6.21～7.49 mmol/L(240～289 mg/dL),大多数轻度高胆固醇血症,可能是由于上述临界高胆固醇血症的原因所致,同时合并有基因的异常。已知有几种异常原因能引起轻度高胆固醇血症:①LDL-C 清除低下和 LDL-C 输出增高;②LDL-C 颗粒富含胆固醇酯,这种情况会伴有 LDL-C 与 apoB 比值(LDL-C/apoB)增高。

重度高胆固醇血症原因:重度高胆固醇血症原因是指 CHO>7.51 mmol/L(290 mg/dL)。许多重度高胆固醇血症是由于基因异常所致,绝大多数情况下,重度高胆固醇血症是下列多种因素共同所致:①LDL-C 分解代谢减低,LDL-C 产生增加;②LDL-apoB 代谢缺陷,LDL-C 颗粒富含胆固醇酯;③上述引起临界高胆固醇血症的原因。大多数重度高胆固醇血症很可能是多基因缺陷与环境因素相互作用所致。

1.成人 CHO 增高与冠心病

血清 CHO 的水平和发生心血管疾病危险性间的关系,在年轻男性和老年女性有相关性,女性出现冠心病的临床表现和由冠心病导致死亡的年龄一般比男性晚 15 年。因此,区分未绝经和已绝经的妇女尤为重要。对成人高脂血症的筛选是针对心血管危险因素的常规检查程序的一部分。

2.儿童期CHO增高与冠心病

成人血清CHO水平升高和冠心病死亡率增加间的密切关系已经明确,儿童时期还不确定,因为儿童期CHO增高不会维持到成人期,相反,儿童期的低水平到成人期以后可能变为较高的水平。

儿童期的研究有助于识别和治疗那些很有可能发展成为高脂血症和冠心病高危因素的人群。欧洲动脉粥样硬化协会提出了以下建议来识别儿童的脂质紊乱。

以下情况需测定血清CHO水平:①父母或近亲中有人60岁以前就患有心血管疾病的儿童和青少年;②父母中的一方有高胆固醇血症,CHO水平>7.8 mmol/L(300 mg/dL)的家族史的儿童,CHO水平>5.2 mmol/L(200 mg/dL),年龄在2和19岁之间的儿童和青少年则考虑为高水平且将来需要复查。

3.高胆固醇血症病理状态

高胆固醇血症有原发性与继发性两类。原发性见于家族性高胆固醇血症、多基因家族性高胆固醇血症、家族性apoB缺陷症、混合性高脂蛋白血症等基因遗传性疾病。继发性见于如动脉粥样硬化、冠心病、糖尿病、肾病综合征、甲状腺功能减退和阻塞性黄疸等疾病在病理改变过程中引发脂质代谢紊乱时所形成的异常脂蛋白血症。

(1)家族性高胆固醇血症:原发性高胆固醇血症主要见于家族性高胆固醇血症(FH)。家族性高胆固醇血症是单基因常染色体显性遗传性疾病,由于LDL-C受体先天缺陷造成体内LDL-C清除延缓而引起血浆CHO水平升高,患者常有肌腱黄色瘤。在心肌梗死存活的患者中占5%。家族性高胆固醇血症患者发生动脉粥样硬化的危险性与其血浆CHO水平升高的程度和时间有着密切关系。

家族性高胆固醇血症的临床特征可分为四方面:高胆固醇血症、黄色瘤及角膜环、早发的动脉粥样硬化和阳性家族史。①血浆CHO增高:高胆固醇血症是该病最突出的血液表现,即在婴幼儿时期即已明显。杂合子患者血浆CHO水平为正常人的2~3倍,多超过7.76 mmol/L(300 mg/dL);纯合子患者为正常人的4~6倍,多超过15.5 mmol/L(600 mg/dL)。血浆TG多正常,少数可有轻度升高。因此患者多属Ⅱa型高脂蛋白血症,少数可为Ⅱb型高脂蛋白血症。②黄色瘤和角膜环:黄色瘤是家族性高胆固醇血症常见而又重要的体征。依其好发部位、形态特征可分为腱黄瘤、扁平黄瘤和结节性黄瘤。其中以腱黄瘤对本病的诊断意义最大。杂合子型患者黄色瘤多在30岁以后出现,纯合子型患者常在出生后前 4 年出现,有的出生时就有黄色瘤。角膜环合并黄色瘤常明显提示本病的存在。③早发的动脉粥样硬化:由于血浆 CHO 异常升高,患者易早发动脉粥样硬化。杂合子型患者冠心病平均发病年龄提前 10 岁以上,纯合子型患者多在 30 岁前死于冠心病,文献报告曾有年仅 18 个月幼儿患心肌梗死的报告。④阳性家族史:家族性高胆固醇血症是单基因常染色体显性遗传性疾病。因此杂合子患者的父母至少有一个是该病的患者,而家族性高胆固醇血症仅占高胆固醇血症的大约 1/20,并且不是所有的病例均有特征性的黄色瘤,故家系分析对该病的诊断是十分重要和必不可少的,对年轻的杂合子患者的诊断尤其是如此。

(2)多基因家族性高胆固醇血症:在临床上这类高胆固醇血症相对来说较为常见,其患病率可能是家族性高胆固醇血症的 3 倍。

该病是由多种基因异常所致,研究提示可能相关的异常基因包括 apoE 和 apoB。更为重要的是这些异常基因与环境因素相互作用,引起血浆 CHO 升高。环境因素中以饮食的影响最明显,经常进食高饱和脂肪酸、高 CHO 和高热量饮食者是血浆 CHO 升高的主要原因。由于是多基因缺陷所致,其遗传方式也较为复杂,有关的基因缺陷尚不清楚。这类患者的 apoE 基因型多为 E4 杂合子或 E4 纯合子。其主要的代谢缺陷是 LDL-C 过度产生或 LDL-C 降解障碍。多基因家族性高胆固醇血症的临床表现类似于 Ⅱ 型高脂蛋白血症,主要表现为:血浆 CHO 水平轻度升高,偶可中度升高。患者常无黄色瘤。

诊断:在家族调查中,发现有两名或两名以上的成员血浆 CHO 水平升高,而家庭成员中均无黄色瘤。

(3)家族性混合型高脂蛋白血症(FCH):为常染色体遗传,在 60 岁以下患有冠心病者中,这种类型的血脂异常最常见(占 11.3%),在一般人群中 FCH 的发生率为 1%～2%。另有研究表明,在 40 岁以上原因不明的缺血性脑卒中患者中,FCH 为最多见的血脂异常类型。

有关 FCH 的发病机制尚不十分清楚,目前认为可能与以下几方面有关:①apoB 产生过多,因而 VLDL 的合成是增加的,这可能是 FCH 的主要发病机制之一;②小而密颗粒的 LDL-C 增加,LDL-C 颗粒中含 apoB 相对较多,因而产生小颗粒致密的 LDL-C,这种 LDL-C 颗粒的大小是与空腹血浆 TG 浓度呈负相关,而与 HDL-C 水平呈正相关;③酯酶活性异常和脂质交换障碍,脂蛋白酯酶(LPL)是脂蛋白代谢过程中一个关键酶,LPL 活性下降引起血浆 VLDL 清除延迟,导致餐后高脂血症;④apoA Ⅰ 和 apoC Ⅲ 基因异常;⑤脂肪细胞脂解障碍。

临床表现与诊断:FCH 的血脂异常特点是血浆 CHO 和 TG 均有升高,其生化异常类似于Ⅱb型高脂蛋白血症,临床上FCH患者很少见到各种类型的黄色瘤,但合并有早发性冠心病者却相当常见。FCH的临床和生化特征及提示诊断要点如下:①第一代亲属中有多种类型高脂蛋白血症的患者;②早发性冠心病的阳性家族史;③血浆TG、CHO和apoB水平升高;④第一代亲属中无黄色瘤检出;⑤家族成员中20岁以下者无高脂血症患者;⑥表现为Ⅱa、Ⅱb、Ⅳ或Ⅴ型高脂蛋白血症;⑦LDL-C/apoB比例降低。一般认为,只要存在第①、②和③点就足以诊断FCH。

4.继发性高胆固醇血症

(1)血浆CHO增高与动脉粥样硬化:CHO高者发生动脉硬化、冠心病的频率高,但冠心病患者并非都有CHO增高。高血压与动脉粥样硬化是两种不同、又可互为因果、相互促进的疾病,高血压病时,血浆CHO不一定升高,升高可能伴有动脉粥样硬化。因此,高CHO作为诊断指标来说,它不够特异,也不够敏感,只能作为一种危险因素。因此,血浆CHO测定最常用做动脉粥样硬化的预防、发病估计、疗效观察的参考指标。

(2)血浆CHO增高与糖尿病:胰岛素的生理功能是多方面的,它可以促进脂蛋白酯酶(LPL)的活性,抑制激素敏感脂肪酶的活性,此外,它还能促进肝脏极低密度脂蛋白胆固醇(VLDL)的合成与分泌,促进LDL-C受体介导的LDL-C降解等。由于胰岛素可通过多种方式和途径影响和调节脂质和脂蛋白代谢,据统计大约40%的糖尿病患者并发有异常脂蛋白血症,其中80%左右表现为高甘油三酯血症即Ⅳ型高脂蛋白血症。患者血脂的主要改变是TG、CHO和LDL-C的升高及HDL-C的降低,WHO分型多为Ⅳ型,也可为Ⅱb型,少数还可表现为Ⅰ或Ⅴ型。流行病学调查研究发现,糖尿病伴有继发性异常脂蛋白血症的患者比不并发的患者冠心病的发病率高3倍,因此有效地防治糖尿病并发异常脂蛋白血症是降低糖尿病并发冠心病的关键之一。值得注意的是,并非发生于糖尿病患者的异常脂蛋白血症均是继发性的,其中一部分可能是糖尿病并发原发性异常脂蛋白血症。单纯的血脂化验很难完成对两者的鉴别,主要的鉴别还是观察对糖尿病治疗的反应。

(3)血浆CHO增高与甲状腺功能减退:甲状腺素对脂类代谢的影响是多方面的,它既能促进脂类的合成,又能促进脂质的降解,但综合效果是对分解的作用强于对合成的作用。该病患者的血脂改变主要表现为TG、CHO和LDL-C水平的提高。血脂变化的严重程度主要与甲状腺素的缺乏程度平行、而不依赖于这种缺乏的病理原因。甲状腺素能激活CHO合成的限速酶——HMG-CoA还原酶,也可促进 LDL 受体介导的 LDL-C 的降解,还能促进肝脏 CHO 向胆汁酸的转化。这些作用的综合是降解和转化强于合成,故甲亢患者多表现为 CHO 和 LDL-C 降低,而甲状腺功能减退者表现为二者升高。

(4)血浆 CHO 增高与肾病综合征:肾病综合征患者血脂的主要改变为 CHO 和 TG 显著升高。血浆 CHO 与血浆清蛋白的浓度呈负相关。如果蛋白尿被纠正,肾病的高脂蛋白血症是可逆的。肾病综合征并发脂蛋白异常的机制尚不完全清楚,多数学者认为是由于肝脏在增加清蛋白合成的同时,也刺激了脂蛋白尤其是 VLDL 的合成。VLDL 是富含 TG 的脂蛋白,它又是 LDL-C 的前体,另一可能原因是 VLDL 和 LDL-C 降解减慢。由于 VLDL 和 LDL-C 合成增加,降解减慢,故表现为 CHO 和 TG 的明显升高。

(5)血浆 CHO 增高与肝脏疾病:肝脏是机体 LDL-C 受体最丰富的器官,也是机体合成 CHO 最主要的场所,它还能将 CHO 转化为胆汁酸。由于肝脏在脂质和脂蛋白的代谢中发挥有多方面的重要作用,因此许多肝病并发有异常脂蛋白血症。

(三)血浆 CHO 病理性降低

低胆固醇血症较高胆固醇血症为少,低胆固醇血症也有原发与继发,前者如家族性 α 和 β 脂蛋白缺乏症,后者如消耗性疾病、恶性肿瘤的晚期、甲状腺功能亢进、消化和吸收不良、严重肝损伤、巨幼红细胞性贫血等。低胆固醇血症易发生脑出血,可能易患癌症(未证实)。雌激素、甲状腺激素、钙通道阻滞剂等药物使血浆 CHO 降低。此外,女性月经期可降低。

第二节　甘油三酯检验

一、概述

(一)生化特征及病理生理

和 CHO 一样,由于 TG 低溶解度,它们和载脂蛋白结合在血浆中运送。富含 TG 的脂蛋白是乳糜微粒(来源于饮食的外源性 TG)和极低密度脂蛋白(内源性 TG)。

血浆 TG 来源有二：一为外源性 TG，来自食物；二是内源性 TG，是在肝脏和脂肪等组织中合成。主要途径有：①摄入的高热量食物中的葡萄糖代谢提供多余的甘油和脂肪酸，身体将其以脂肪形式贮存；②外源性 TG 超过机体能量需要，过剩的甘油和脂肪酸在组织（主要是脂肪组织）中再酯化为 TG。肝脏合成 TG 的能力最强，但不能贮存脂肪，合成的 TG 与 apoB-100、apoC 等以及磷脂、CHO 结合为 VLDL，由细胞分泌入血而至其他组织。如有营养不良、中毒、缺乏必需脂肪酸、胆碱与蛋白时，肝脏合成的 TG 不能组成 VLDL，而聚集在胞质，形成脂肪肝。

TG 是一种冠心病危险因素，当 TG 升高时，应该给予饮食控制或药物治疗。另一方面，TG 具有促血栓形成作用和抑制纤维蛋白溶解系统，TG 的促凝作用使体内血液凝固性增加与冠心病（CHD）的发生有一定的关系，TG 可能通过影响血液凝固性而成为 CHD 的危险因素。

血浆 TG 升高一般没有 CHO 升高那么重要，对于 TG 是否是 CHD 的危险因子还有不同意见，TG 浓度和 HDL-C 浓度关系呈负相关。其显著增加（11.3 mmol/L）时易发生间歇性腹痛，皮肤脂质沉积和胰腺炎。大多数 TG 增高是由饮食引起。许多器官的疾病如肝病、肾脏病变、甲状腺功能减退、胰腺炎可并发继发性高甘油三酯血症。

(二)TG 的测定

1.测定方法

TG 测定方法主要分化学法和酶法两大类，目前酶法测定为推荐方法。

TG 酶法的测定原理：TG 的测定首先用酯酶将 TG 水解为脂肪酸和甘油，再用甘油激酶催化甘油磷酸化为甘油-3-磷酸，后者可耦联甘油磷酸氧化酶-过氧化物酶的 GPO-PAP 比色法或丙酮酸激酶-乳酸脱氢酶的动力学紫外测定法检测。

稳定性：血清置密闭瓶内 4～8 ℃可贮存 1 周，如加入抗生素和叠氮钠混合物保存，可存放 1～2 周，－20 ℃可稳定数月。脂血症血清浑浊时可用生理盐水稀释后测定。

2.参考范围

正常人 TG 水平受生活条件的影响，个体间 TG 水平差异比 CHO 大，呈明显正偏态分布。我国关于《血脂异常防治建议》中提出：理想范围≤1.7 mmol/L（150 mg/dL）；边缘增高 1.7～2.25 mmol/L（150～200 mg/dL）；增高 2.26～5.64 mmol/L（200～499 mg/dL）；很高≥5.65 mmol/L（500 mg/dL）。

3.检查指征

(1)早期识别动脉粥样硬化的危险性和高脂蛋白血症的分类。

(2)对使用降脂药物治疗的监测。

二、引起 TG 病理性异常的常见疾病

(一)引起 TG 病理性增高的常见疾病

(1)饮食性:高脂肪高热量饮食、低脂肪高糖饮食、饮酒等。

(2)代谢异常:糖尿病、肥胖症、动脉粥样硬化、痛风等。

(3)家族性高甘油三酯血症。

(4)内分泌疾病:甲状腺功能减退症、Cushing 综合征、肢端肥大症等。

(5)肝胆道疾病:梗阻性黄疸、脂肪肝、Zieve 综合征。

(6)胰腺疾病:急性、慢性胰腺炎。

(7)肾疾病:肾病综合征。

(8)药物影响:ACTH、可的松、睾酮、利尿剂等。

(二)引起 TG 病理性降低的常见疾病

(1)内分泌疾病:甲状腺功能亢进症、艾迪生病、垂体功能减退症。

(2)肝胆道疾病:重症肝实质性损害(肝硬化等)。

(3)肠疾病:吸收不良综合征。

(4)恶病质:晚期肿瘤、晚期肝硬化、慢性心功能不全终末期。

(5)先天性 β-脂蛋白缺乏症。

三、临床思路

见图 6-2。

(一)非疾病因素

健康人群 TG 水平受生活习惯、饮食条件、年龄等影响,TG 水平在个体内和个体间的波动均较大。

1.营养因素

许多营养因素均可引起血浆 TG 水平升高,大量摄入单糖亦可引起血浆 TG 水平升高,这可能与伴发的胰岛素抵抗有关;也可能是由于单糖可改变 VLDL 的结构,从而影响其清除速度。因我国人群的饮食脂肪量较西方国家为低,所以血清 TG 水平较欧美为低,与日本较接近。饭后血浆 TG 升高,并以 CM 的形式存在,可使血浆浑浊,甚至呈乳糜样,称为饮食性脂血。因此,TG 测定标本必须

在空腹 12～16 小时后静脉采集。进食高脂肪后,外源性 TG 可明显上升,一般在餐后 2～4 小时达高峰,8 小时后基本恢复至空腹水平,有的甚至在 2～3 天后仍有影响;进高糖和高热量饮食,因其可转化为 TG,也可使 TG 升高,故在检查时要排除饮食的干扰,一定要空腹采集标本。较久不进食者也可因体脂被动员而使内源性 TG 上升。

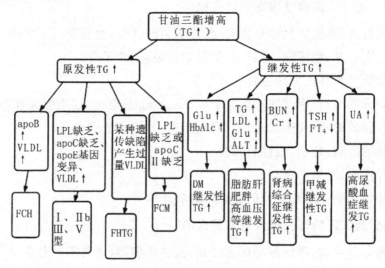

图 6-2　血清 TG 分析临床思路

2.年龄与性别

儿童 TG 水平低于成人。30 岁以后,TG 可随年龄增长稍有上升。成年男性稍高于女性,60 岁以后可有下降,更年期后女性高于男性。

3.血液的采集

静脉压迫时间过长和将带有血凝块的血清保存时间太长都会造成 TG 升高。

4.干扰因素

血红蛋白＞120 g/L 时会刺激 TG 增高。抗坏血酸＞30 mg/L 和胆红素＞342 μmol/L(20 mg/dL)时会引起 TG 假性降低,因为它们能和过氧化氢反应,阻断显色反应。

5.药物

某些药物会导致某些个体的异常脂蛋白血症。如果怀疑有这些影响,应考虑暂时停止使用相关药物并且要监测它对脂类的作用。常见有 β 受体阻滞剂、利尿药、糖皮质激素及口服避孕药等可对异常脂蛋白血症形成影响。

6.酒精

过度饮酒是造成高甘油三酯血症的最常见的原因之一,常伴酒精性脂肪肝,均呈现Ⅳ型和Ⅴ型高脂蛋白血症,有时还并发胰腺炎和暴发性黄色瘤。在少数病例发生高脂血症的同时还伴发黄疸和溶血性贫血。即使是适度持续饮酒也会导致 TG 有明显升高,高甘油三酯血症的影响在Ⅳ型出现前最明显,且由于同时摄入了饮食中脂肪而进一步加重。肝脏中的乙醇代谢抑制了脂肪酸的氧化,还导致了 TG 合成中游离脂肪酸的有效利用。特异的病征是脂质和 GGT 同时升高。戒酒会造成 TG 快速下降。

7.生活方式

习惯于静坐的人血浆 TG 浓度比坚持体育锻炼者要高。无论是长期或短期体育锻炼均可降低血浆 TG 水平。锻炼尚可增高脂蛋白酯酶活性,升高 HDL 水平特别是 HDL2 的水平,并降低肝酯酶活性。长期坚持锻炼,还可使外源性 TG 从血浆中清除增加。

8.吸烟

吸烟可增加血浆 TG 水平。流行病学研究证实,与正常平均值相比较,吸烟可使血浆 TG 水平升高 9.1%。然而戒烟后多数人有暂时性体质量增加,这可能与脂肪组织中脂蛋白酯酶活性短暂上升有关,此时应注意控制体质量,以防体质量增加而造成 TG 浓度的升高。

(二)血清 TG 病理性增高

血浆中乳糜微粒(CM)的 TG 含量在 90%～95%,极低密度脂蛋白(VLDL)中 TG 含量也在 60%～65%,因而这两类脂蛋白统称为富含 TG 的脂蛋白。血浆 TG 浓度升高实际上是反映了 CM 和(或)VLDL 浓度升高。凡引起血浆中 CM 和(或)VLDL 升高的原因均可导致高甘油三酯血症。病理性因素所致的 TG 升高称为病理性高脂血症。通常将血脂 TG 高于 2.2 mmol/L(200 mg/dL)称为高脂血症,我国关于《血脂异常防治建议》中提出,TG 升高是指 TG >1.65 mmol/L。研究证实:富含 TG 的脂蛋白系 CHD 独立的危险因素,TG 增高表明患者存在代谢综合征,需进行治疗。

高甘油三酯血症有原发性和继发性两类,前者多有遗传因素,包括家族性高甘油三酯血症与家族性混合型高脂蛋白血症等。继发性见于肾病综合征、甲状腺功能减退、失控的糖尿病。但往往不易分辨原发或继发。高血压、脑血管病、冠心病、糖尿病、肥胖与高脂蛋白血症等往往有家族性积聚现象。例如,糖尿病患者胰岛素抵抗和糖代谢异常,可继发 TG(或同时有 CHO)升高,但也可能同时有糖尿病和高 TG 两种遗传因素。

1.原发性高甘油三酯血症

通常将高脂蛋白血症分为 Ⅰ、Ⅱa、Ⅱb、Ⅲ、Ⅳ、Ⅴ 6 型,除 Ⅱa 型外,都有高 TG 血症。原发性高脂蛋白血症 Ⅰ 和 Ⅲ 型,TG 明显升高;原发性高脂蛋白血症 Ⅳ 和 Ⅴ 型,TG 中度升高。这些患者多有遗传因素。

(1)Ⅰ型高脂蛋白血症:是极为罕见的高乳糜微粒(CM)血症,为常染色体隐性遗传。正常人禁食 12 小时后,血浆中已几乎检测不到 CM。但是,当有脂蛋白酯酶和(或)apoCⅡ缺陷时,将引起富含 TG 的脂蛋白分解代谢障碍,且主要以 CM 代谢为主,造成空腹血浆中出现 CM。

病因:①脂蛋白酯酶(LPL)缺乏,影响了外源性 TG 的分解代谢,血浆 TG 水平通常在 11.3mmol/L(1 000 mg/dL)以上;由于绝大多数的 TG 都存在于 CM 中,因而血浆 VLDL 水平可正常或稍有增高,但是 LDL-C 和 HDL-C 水平是低下的;CM 中所含 CHO 很少,所以血浆 CHO 并不升高或偏低。②apoCⅡ缺乏,apoCⅡ是 LPL 的激活剂,LPL 在 TG 的分解代谢中起重要作用,需要 apoCⅡ的同时存在。

临床特征:外源性脂蛋白代谢障碍,血浆中 CM 浓度显著升高。乳糜微粒(CM)血症患者常诉有腹痛发作,多在进食高脂或饱餐后发生。严重的高乳糜微粒(CM)血症时常伴有急性胰腺炎的反复发作。

(2)Ⅱb 型高脂蛋白血症:此型同时有 CHO 和 TG 增高,即混合型高脂蛋白血症。

(3)Ⅲ型高脂蛋白血症:亦称为家族性异常 β 脂蛋白血症,是由于 apoE 的基因变异,apoE 分型多为 E2/E2 纯合子,造成含 apoE 的脂蛋白如 CM、VLDL 和 LDL-C 与受体结合障碍,因而引起这些脂蛋白在血浆中聚积,使血浆 TG 和 CHO 水平明显升高,但无乳糜微粒血症。

(4)Ⅳ型高脂蛋白血症:此型只有 TG 增高,反映 VLDL 增高。但是 VLDL 很高时也会有 CHO 轻度升高,所以 Ⅳ 型与 Ⅱb 型有时难以区分,主要是根据 LDL-C 水平做出判断。家族性高 TG 血症属于 Ⅳ 型。

(5)Ⅴ型高脂蛋白血症:与 Ⅰ 型高脂蛋白血症相比较,TG 和 CHO 均升高,但以 TG 增高为主,Ⅰ 型高脂蛋白血症患者的空腹血浆中乳糜微粒升高的同时伴有 VLDL 浓度升高。鉴别 Ⅰ 型和 Ⅴ 型高脂蛋白血症很困难,最大的区别是 Ⅴ 型高脂蛋白血症发生年龄较晚,且伴有糖耐量异常。此型可发生在原有的家族性高 TG 血症或混合型高脂血症的基础上,继发因素有糖尿病、妊娠、肾病综合征、巨球蛋白血症等,易于引发胰腺炎。

(6)家族性高甘油三酯血症(FHTG):该病是常染色体显性遗传。原发性高甘油三酯血症是因过量产生 VLDL 引起。

原因:由于某种独特遗传缺陷,干扰体内 TG 的代谢。

临床表现:①FHTG 易发生出血性胰腺炎,这与血浆中乳糜微粒浓度有直接的关系,推测是由于乳糜微粒栓子急性阻塞了胰腺的微血管的血流所致。②FHTG患者常同时合并有肥胖、高尿酸血症和糖耐量异常。③高 TG,若血浆 TG 浓度达到 11.3 mmol/L(1 000 mg/dL)或更高时,常可发现脾大,伴有巨噬细胞和肝细胞中脂肪堆积。④严重的高甘油三酯血症患者,空腹血浆中亦可存在乳糜微粒血症,而血浆 TG 浓度可高达 56 mmol/L(5 000 mg/dL);中度高甘油三酯血症患者合并糖尿病时,常引起血浆中 VLDL 明显增加,并会出现空腹乳糜微粒血症;轻到中度高甘油三酯血症患者常无特别的症状和体征。⑤在躯干和四肢近端的皮肤可出现疹状黄色瘤。

(7)家族性混合型高脂血症:这是一种最常见的高脂血症类型,主要表现为血浆 CHO 和 TG 浓度同时升高,其家族成员中常有多种不同的高脂蛋白血症表型存在。该症的主要生化特征是血浆 apoB 水平异常升高。

(8)HDL 缺乏综合征:见于一组疾病,如鱼眼病、apoAⅠ缺乏或 Tangier 病。大多数受累患者中,血浆 TG 仅轻度升高[2.26～4.52 mmol/L(200～400 mg/dL)],而血浆 HDL-C 浓度则显著降低。患者都有不同程度的角膜浑浊,其他临床表现包括黄色瘤(apoAⅠ缺乏症)、肾功能不全、贫血、肝脾大、神经病变。

(9)家族性脂质异常性高血压:这是近年来提出的一个新的综合病症,主要表现为过早发生家族性高血压、高血压伴富含 TG 的脂蛋白代谢异常。

(10)家族性脂蛋白酯酶缺乏病:家族性 LPL 缺乏病是一种较罕见的常染色体隐性遗传性疾病。儿童期间发病,显著的特征为空腹血存在明显的乳糜微粒,TG 极度升高,表现为Ⅰ型高脂蛋白血症。临床特点为经常的腹痛和反复的胰腺炎发作,皮疹性黄色瘤及肝脾大等。特异性检查显示肝素后血 LPL 活性极度降低,不足正常人的 10%,而 apoCⅡ正常。

2.基因异常所致血浆 TG 水平升高

(1)CM 和 VLDL 装配的基因异常:人类血浆 apoB 包括两种,即 $apoB_{48}$ 和 $apoB_{100}$,这两种 apoB 异构蛋白是通过 apoB mRNA 的单一剪接机制合成。$apoB_{100}$ 通过肝脏以 VLDL 形式分泌,而 $apoB_{48}$ 则在肠道中合成,并以 CM 的形式分泌。由于 apoB 在剪接过程中有基因缺陷,造成 CM 和 VLDL 的装配异常,由此而引起这两种脂蛋白的代谢异常,引起高 TG 血症。

(2)脂蛋白酯酶和 apoCⅡ基因异常:血浆 CM 和 VLDL 中的 TG 有效地水解需要脂蛋白酯酶(LPL)和它的复合因子 apoCⅡ参与。脂蛋白酯酶和 apoCⅡ的基因缺陷将导致 TG 水解障碍,因而引起严重的高甘油三酯血症。部分 apoCⅡ缺陷的患者可通过分析肝素化后脂蛋白酯酶活性来证实。

(3)apoE 基因异常:apoE 基因异常,可使含有 apoE 的脂蛋白代谢障碍,这主要是指 CM 和 VLDL。CM 的残粒是通过 apoE 与 LDL 受体相关蛋白结合而进行分解代谢,而 VLDL 则是通过 apoE 与 LDL 受体结合而进行代谢。apoE 基因有三个常见的等位基因即 E2、E3 和 E4。apoE2 是一种少见的变异,由于 E2 与上述两种受体的结合力都差,因而造成 CM 和 VLDL 残粒的分解代谢障碍。所以 apoE2 等位基因携带者血浆中 CM 和 VLDL 残粒浓度增加,因而常有高甘油三酯血症。

3.继发性高甘油三酯血症

许多代谢性疾病,某些疾病状态、激素和药物等都可引起高甘油三酯血症,这种情况一般称为继发性高甘油三酯血症。继发性高 TG 血症见于肾病综合征、甲状腺功能减退、失控的糖尿病、饥饿等。

(1)高甘油三酯血症与糖尿病:糖尿病患者胰岛素抵抗和糖代谢异常,可继发 TG(或同时有 CHO)升高,这主要决定于血糖控制情况。由于病程及胰岛素缺乏程度不同,有较多的研究观察到高 TG 血症与胰岛素抵抗(IR)综合征之间存在非常密切的关系。青少年的 1 型糖尿病、重度胰岛素缺乏常伴有显著的高 TG 血症,这是由于胰岛素不足和来自脂肪组织的脂肪酸增加引起脂蛋白酯酶(LPL)缺乏,使 CM 在血浆中聚积的结果。这促进了 TG 的合成。HDL-C 通常降低,LDL-C 升高。胰岛素治疗后很快回复到正常水平。在 2 型糖尿病患者(T_2DM)的高胰岛素血症常引起内源性胰岛素过度分泌以补偿原有的胰岛素抵抗,大多数胰岛素抵抗综合征患者合并 TG 水平升高。同样部分高 TG 血症患者同时有肥胖及血浆胰岛素水平升高,更重要的是,胰岛素抵抗综合征也可引起 LDL-C 结构异常,若与高 TG 血症同时存在时,具有很强的致动脉粥样硬化作用。2 型糖尿病时 TG 和 VLDL(50%～100%)会出现中度增高,特别在肥胖患者尤为明显,可能是由于 VLDL 和 $apoB_{100}$ 合成的多,血浆 LDL-C 水平通常正常,但 LDL-C 富含 TG。HDL-C 通常会减少且富含 TG。

(2)高甘油三酯血症与冠心病:冠心病患者血浆 TG 偏高者比一般人群多

见,但这种患者 LDL-C 偏高与 HDL-C 偏低也多见,一般认为单独的高甘油三酯血症不是冠心病的独立危险因素,只有伴以高 CHO、高 LDL-C、低 HDL-C 等情况时,才有意义。

(3)高甘油三酯血症与肥胖:在肥胖患者中,由于肝脏过量合成 apoB,因而使 VLDL 的产生明显增加。此外肥胖常与其他代谢性疾病共存,如肥胖常伴有高甘油三酯血症,葡萄糖耐量受损,胰岛素抵抗和血管疾病,这些和 2 型糖尿病类似。腹部肥胖者比臀部肥胖者 TG 升高更为明显。

(4)高甘油三酯血症与肾脏疾病:高脂血症是肾病综合征主要临床特征之一。肾脏疾病时的血脂异常发生机制,主要是因 VLDL 和 LDL-C 合成增加,但也有人认为可能与这些脂蛋白分解代谢减慢有关。低清蛋白血症的其他原因也会产生相同的结果。中度病例通常会出现低水平的高胆固醇血症(Ⅱa 型),严重病例会出现高甘油三酯血症(Ⅱb 型)。如果蛋白尿被纠正,肾病的高脂蛋白血症是可逆的。

高脂蛋白血症在慢性肾衰包括血液透析中常见,但和肾病综合征不同的是,它以高甘油三酯血症为主。其原因是脂肪分解障碍,推测可能是由于尿毒症患者血浆中的脂蛋白酯酶被一种仍然未知的因子所抑制,血液透析后患者会表现出 CM 浓度升高和 HDL-C 水平下降。接受过慢性流动腹膜透析(CAPD)治疗的患者也常出现高脂蛋白血症。肾移植以后接受血液透析更容易出现 LDL-C 和 VLDL 的升高。此时免疫抑制药物起主要作用。

(5)高甘油三酯血症与甲状腺功能减退症:此症常合并有血浆 TG 浓度升高,这主要是因为肝脏甘油三酯酶减少而使 VLDL 清除延缓所致。

(6)高甘油三酯血症与高尿酸血症:大约有 80% 的痛风患者有高 TG 血症,反之,高 TG 血症患者也有高尿酸血症。这种关系也受环境因素影响,如过量摄入单糖、大量饮酒和使用噻嗪类药物。

(7)异型蛋白血症:这种情况可见于系统性红斑狼疮或多发性骨髓瘤的患者,由于异型蛋白抑制血浆中 CM 和 VLDL 的清除,因而引起高甘油三酯血症。

4.TG 的病理性降低

低 TG 血症是指 TG 低于 0.55 mmol/L(50 mg/dL)。见于遗传性原发性无或低 β 脂蛋白血症;继发性 TG 降低常见于代谢异常、吸收不良综合征、慢性消耗、严重肝病、甲状腺功能亢进、恶性肿瘤晚期和肝素应用等。

第三节　高密度脂蛋白检验

一、概述

(一)生化特征和病理生理

高密度脂蛋白胆固醇(HDL-C)是血清中颗粒最小、密度最大的一组脂蛋白。HDL-C的主要蛋白质是apoAI。血清总CHO中大约有25%是以HDL-C的形式运送的。

HDL-C的合成有3条途径：①直接由肝和小肠合成，由小肠合成分泌的HDL-C颗粒中主要含apoAI，而肝脏合成分泌的HDL-C颗粒则主要含apoE；②由富含甘油三酯脂蛋白、乳糜微粒和VLDL发生脂溶分解时衍生而来；③周围淋巴中亦存在磷脂双层结构，可能是细胞膜分解衍生而来。

HDL-C生理功能：HDL-C是把外周组织过剩的CHO重新运回肝脏，或者将其转移到其他脂蛋白，如乳糜微粒、VLDL残粒上，然后这些物质又被肝摄取，进行代谢，因此称为CHO的逆向转运。在肝内，CHO或者是直接分泌入胆汁，变成胆汁酸，或者在合成脂蛋白时又被利用。HDL-C可以促进和加速CHO从细胞和血管壁的清除以及将它们运送到肝脏。因此，它们的功能在很多方面和LDL-C相反。一般认为HDL-C有抗动脉粥样硬化(AS)形成作用。除上述功能外，HDL-C的重要功能还包括作为apoC和apoE的储存库。它们的apoC和apoE不断地穿梭于CM、VLDL和HDL-C之间。如前所述，这不仅对CM和VLDL的TG水解，而且对这些脂蛋白的代谢，特别是为肝细胞结合和摄取都发挥重要作用。

(二)HDL-C的检测

近年来关于HDL-C测定的方法进展很快，从各种沉淀法已发展到化学修饰、酶修饰、抗体封闭、化学清除等多种方法，目前主要测定方法为匀相测定法。使测定CHO的酶只和HDL-C反应。使HDL-C测定更加方便准确。

1.测定方法——匀相测定法

(1)HDL-C测定反应原理：①PEG修饰酶法(PEG法)；②选择性抑制法(SPD法)；③抗体法(AB法)；④过氧化氢酶法(CAT法)。

基本原理如下:首先向标本中加入表面活性剂将非 HDL-C 的脂蛋白结构破坏,使其中所含 CHO 与相应的酶反应而消耗,其后加入第二试剂,试剂中的表面活性剂破坏留下的 HDL-C 结构,使其中 CHO 得以和酶及显色剂反应而测得 HDL-C。

(2)稳定性:在存储过程中,由于脂蛋白间的相互作用,血清和血浆中的 HDL-C 会发生改变。因此,血清标本在 2~8 ℃可稳定 3 天,－20 ℃可稳定数周,长期保存样本应放在－70 ℃贮存。

2.参考范围

我国《血脂异常防治建议》提出的判断标准:理想范围＞1.04 mmol/L(＞40 mg/dL);降低≤0.91 mmol/L(≤35 mg/dL)。

美国胆固醇教育计划(NCEP),成人治疗组(ATP),1994 年提出的医学决定水平:HDL-C ＜1.03 mmol/L(40 mg/dL)为降低,CHD 危险增高;HDL-C ≥1.55 mmol/L(≥60 mg/dL)为负危险因素。

NCEP、ATPⅢ将 HDL-C 从原来的≤0.91 mmol/L(≤35 mg/dL),提高到＜1.03 mmol/L(40 mg/dL),是为了让更多的人得到预防性治疗。

3.检查指征

(1)早期识别动脉粥样硬化的危险性(非致动脉粥样硬化胆固醇成分的检测)。

(2)使用降脂药治疗反应的监测(在使用降脂药治疗的过程中应避免 HDL-C 的下降)。

二、HDL-C 异常常见原因

见表 6-2。

三、临床思路

临床思路见图 6-3。

总 CHO 浓度超过 5.2 mmol/L(200 mg/dL)的边缘性增高值时,就必须同时进行 HDL-C 的浓度测定。冠心病的发病和 HDL-C 之间存在负相关。HDL-C ≤ 0.91 mmol/L(≤ 35 mg/dL)是 CHD 的危险因素,HDL-C ≥1.55 mmol/L(≥60 mg/dL)被认为是负危险因素。HDL-C 降低多见于心、脑血管病、肝炎和肝硬化等患者。因此低 HDL-C 值便构成了一个独立的危险因素。

表 6-2　HDL-C 减低和增高常见原因

HDL-C 减低	HDL-C 增高
遗传性	原发性
α-蛋白血症	CETP 缺乏症
LCAT 缺陷症	肝脂酶（HTGL）活性低下（角膜浑浊）
apoA I 异常	apoA I 合成亢进
家族性高胆固醇血症	HDL-C-R 异常
家族性混合型高脂血症	继发性
急性疾病	长期大量饮酒
急性心肌梗死	慢性肝炎
手术	原发性胆汁性肝硬化
烧伤	CETP 活性增加
急性炎症	HTGL 活性降低
低脂肪高糖饮食	药物
吸烟	肾上腺皮质激素
雌激素减少	胰岛素
药物	烟酸及其诱导剂
β 受体阻滞剂	雌激素
肥胖	还原酶阻断剂
	β 羟 β 甲戊二酰辅酶 A
运动不足	(HMG-CoA)

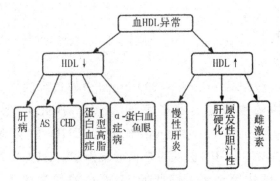

图 6-3　血清 HDL 分析临床思路

(一)非疾病因素

影响 HDL-C 水平的因素很多，主要有以下几个。

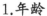

1.年龄

儿童时期,男、女 HDL-C 水平相同,青春期男性开始下降,至 18～20 岁达最低点。

2.性别

冠心病发病率有性别差异,妇女在绝经期前冠心病的发病率明显低于同年龄组男性,绝经期后这种差别趋于消失。这是由于在雌激素的作用下,妇女比同年龄组男性有较高 HDL-C 的结果。随着雌激素水平的不断降低,男女 HDL-C 水平趋向一致,冠心病发病率的差异也就不复存在。

3.种族

黑种人比白种人高,中国人比美国人高。

4.饮食

高脂饮食可刺激肠道 apoAⅠ的合成,引起血浆 HDL-C 水平升高,尤其是饱和脂肪酸的摄入增加,可使 HDL-C 和 LDL-C 水平均升高,多不饱和脂肪酸(如油酸)并不降低 HDL-C 水平,却能使血浆 LDL-C 水平降低,故有益于减少 CHD 的危险。

5.肥胖

肥胖者,常有 HDL-C 降低,同时伴 TG 升高。体质量每增加 $1\ kg/m^2$,血浆 HDL-C 水平即可减少 0.02 mmol/L(0.8 mg/dL)。

6.饮酒与吸烟

多数资料表明:吸烟者比不吸烟者的血浆 HDL-C 浓度低 0.08～0.13 mmol/L(3～5 mg/dL),即吸烟使 HDL-C 减低。适度饮酒使 HDL-C 和 apoAⅠ升高,与血浆 HDL-C 水平呈正相关,但取决于正常肝脏合成功能,长期饮酒损害肝脏功能,反而引起 HDL-C 水平下降。而少量长期饮酒因其血浆 HDL-C 和 apoAⅠ水平相对较高,所以患 CHD 的危险性低于不饮酒者。

7.运动

长期足够量的运动使 HDL-C 升高。

8.药物

降脂药中的普罗布考、β 受体阻滞剂(普萘洛尔)、噻嗪类利尿药等,使 HDL-C 降低。

9.外源性雌激素

文献报道:接受雌激素替代疗法的妇女患 CHD 的危险性明显降低,这部分与雌激素能改善血脂代谢紊乱有关。雌激素可刺激体内 apoAⅠ合成,使其合成增加 25％，分解代谢无变化。孕激素可部分抵消雌激素升高血浆 HDL-C 水平的作用。然而，长期单用雌激素却有可能增加子宫内膜癌和乳腺癌的危险性，因此绝经后雌/孕激素干预试验需权衡到最佳的雌/孕激素配方，以发挥最大保护作用。

(二)血清 HDL-C 病理性降低

1.HDL-C 与动脉粥样硬化

血浆 HDL-C 浓度每降低 1％，可使冠心病（CHD）发生的危险升高 2％～3％，血浆 HDL-C 水平每升高 0.03 mmol/L(1 mg/dL)，患 CHD 的危险性即降低 2％～3％，这种关系尤以女性为明显。绝经前女性 HDL-C 水平较高，与男性及绝经后女性相比 CHD 患病率低。

2.HDL-C 与高脂蛋白血症

高脂蛋白血症时，HDL-C 有病理性降低。Ⅰ型高脂蛋白血症，血脂测定 LDL-C、HDL-C 均降低，CHO 多正常，TG 极度升高，可达 11.3～45.2 mmol/L(1 000～4 000 mg/dL)。

3.家族遗传性低 HDL-C

即家族性低 α-脂蛋白血症，临床很常见，系常染色体显性遗传，其主要特征为血浆 HDL-C 水平低下，通常还合并血浆 TG 升高。

4.肝脏疾病

近年来特别值得注意的是肝脏疾病中 HDL-C 的改变。连续监测急性肝炎患者血浆中 HDL-C CHO 的水平，发现 HDL-C 水平与病程有关：在发病的第一周末，HDL-C 水平极度降低，脂蛋白电泳几乎检不出 α 脂蛋白带，此后随着病程的发展 HDL-C 逐渐升高直至正常。在病毒性肝炎和肝硬化患者，HDL-C 的降低主要表现为 HDL_3 的降低，HDL-C 的变化较少，而且 HDL_3 越低，预后越差，因此 HDL_3 水平可作为一个评估某些肝脏疾病患者功能状态及转归预后的一项参考指标。

5.其他

HDL-C 降低还可见于急性感染、糖尿病、慢性肾衰竭、肾病综合征等。β 受体阻滞剂、孕酮等药物也可导致 HDL-C 降低。

(三)血清 HDL-C 病理性增高

HDL-C 增加可见于慢性肝炎、原发性胆汁性肝硬化。有些药物如雌性激素、苯妥英钠、HMG-CoA 还原酶抑制剂、烟酸等可以使 HDL-C 升高。绝经的妇女常用雌激素做替代疗法有升高 HDL-C，降低 CHD 危险性的作用。

第四节　低密度脂蛋白检验

一、概述

(一)生化特性和病理生理

低密度脂蛋白(LDL)是富含 CHO 的脂蛋白,其组成中 45% 为 CHO,其蛋白成分为 apoB-100。血浆中 LDL 来源有两个途径:一是由 VLDL 异化代谢转变;二是由肝脏合成、直接分泌入血。LDL 是在血液中由 VLDL 经过中间密度胆固醇(IDL)转化而来的。

LDL 的主要生理功能:将内源性 CHO 从肝脏运向周围组织细胞。在动脉内膜下沉积脂质,促进动脉粥样硬化形成。由于血浆中 CHO 大约 75% 以 LDL 的形式存在,所以可代表血浆 CHO 水平。

LDL 组成发生变化,形成小而密的 LDL(SLDL),易发生氧化修饰,形成氧化型 LDL(ox LDLc)或称变性 LDL。清道夫受体对 ox LDL 的摄取和降解速度比 LDL 快 3~10 倍,与 ox LDL 的结合不受细胞内 CHO 浓度的影响,只有使 CHO 浓度升高的单向调节,而没有下调作用,且随着 ox LDL 氧化修饰程度的升高,动脉内膜和内皮细胞对 LDL 的摄取和降解也升高,从而形成了大量的泡沫细胞,促进了动脉粥样硬化的发生。LDL 经化学修饰(氧化或乙酰化)后,其中 apo B-100 变性,通过清道夫受体被巨噬细胞摄取,形成泡沫细胞停留在血管壁内,导致大量的 CHO 沉积,促使动脉壁形成粥样硬化斑块。

(二)LDL-C 的检测

1.测定方法

匀相测定法:①增溶法(SOL);②表面活性剂法(SUR 法);③保护法(PRO);④过氧化氢酶法(CAT 法);⑤紫外法(CAL 法)。

基本原理如下:首先向标本中加入表面活性剂将非 LDL-C 的脂蛋白结构破坏,使其中所含 CHO 与相应的酶反应而消耗,其后加入第二试剂,试剂中的表面活性剂破坏留下 LDL-C 结构,使其中 CHO 得以和酶及显色剂反应而测得 LDL-C。

过去常通过弗里德瓦德公式计算法间接推算 LDL-C 的量。

$$LDL\text{-}C(mg/dL)=CHO-(HDL\text{-}C+TG/5)$$

$$LDL\text{-}C(mmol/L)=CHO-(HDL\text{-}C+TG/2.2)$$

按此公式计算求得 LDL-C 含量时,要求 CHO、HDL-C 和 TG 测定值必须准确,方法必须标准化,才能得到 LDL-C 的近似值;也有人在应用上述公式后再减去 Lp(a) 中 CHO 值予以校正。弗里德瓦德公式只适用于 TG<4.52 mmol/L 时。

稳定性:血清样本必须放在密闭容器中,在 2～4 ℃条件下可稳定 7 天。－70 ℃可稳定 30 天。

2.参考范围

LDL-C 水平随年龄增高而上升,青年与中年男性高于女性,更年期女性高于男性。中老年为 2.73～3.25 mmol/L(105～125 mg/dL)。

我国《血脂异常防治建议》提出的判断标准:理想范围<3.12 mmol/L (120 mg/dL);边缘升高 3.15～3.61 mmol/L(121～139 mg/dL);升高>3.64 mmol/L(140 mg/dL)。

美国胆固醇教育计划(NCEP),成人治疗组第三次报告(ATPⅢ)提出的医学决定水平:理想水平<2.58 mmol/L(100 mg/dL);接近理想 2.58～3.33 mmol/L(100～129 mg/dL);边缘增高 3.64～4.11 mmol/L(130～159 mg/dL);增高 4.13～4.88 mmol/L(160～189 mg/dL);很高≥4.91 mmol/L(≥190 mg/dL)。

3.检查指征

早期识别动脉粥样硬化的危险性,使用降脂药治疗过程中的监测反应。

二、LDL-C 升高常见原因

见表 6-3。

表 6-3　LDL-C 增高与降低常见原因

LDL-C 增高	LDL-C 降低
动脉粥样硬化	急性病(可下降 40%)
冠心病	无 β 脂蛋白血症
高脂蛋白血症	甲状腺功能亢进
甲状腺功能低下	消化吸收不良
肾病综合征	营养不良
梗阻性黄疸	肝硬化
慢性肾衰竭	急性肿瘤

三、临床思路

见图6-4。

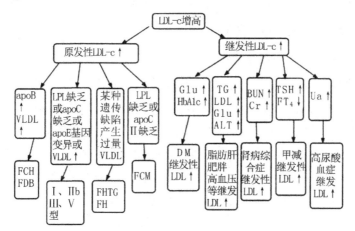

图6-4　血清LDL-C测定临床思路

(一)非疾病因素

1.饮食

高脂肪饮食会使血浆LDL-C增高,低脂肪饮食和运动可使其降低。

2.肥胖

肥胖者LDL-C常增高。

3.妊娠

妊娠早期开始缓慢升高,至妊娠后3个月时可高于基线的50%,产后可恢复至原水平。

4.年龄与性别

成年人LDL-C逐渐升高,女性更年期后高于男性。

5.药物

如雄激素、β受体阻滞剂、环孢素、糖皮质激素都可使LDL-C升高,而使用雌激素和甲状腺素可使LDL-C下降。

(二)血浆LDL-C病理性增高

LDL-C是所有血浆脂蛋白中首要的致动脉粥样硬化(AS)脂蛋白。已经证明,粥样硬化斑块中的CHO来自血液循环中的LDL-C。LDL-C致AS作用与其本身的一些特点有关,即LDL-C相对较小,能很快穿过动脉内膜层,经过氧化或其他化学修饰后的LDL-C,具有更强的致AS作用。由于小颗粒LDL-C易被氧化,所以比大颗粒 LDL-C 更具致 AS 作用。

血浆 LDL-C 升高的原因是来源增多或分解减少,血中 LDL-C 是 CHO 的主要携带者,升高主要反映 CHO 增加,血中 LDL-C 上升已成为动脉粥样硬化重要的危险因素,故称为致动脉粥样硬化因子。

(三)血浆 LDL-C 病理性降低

Ⅲ型高脂蛋白血症特征性血浆脂蛋白谱改变如下:①VLDL 水平显著升高,包括大颗粒的 VLDL1 和小颗粒 VLDL2 均升高;②IDL 也明显升高;③LDL 水平降低,但 LDL 的结构却有某种异常,主要表现为 LDL 中 TG 含量相对较多,其颗粒较小。LDL 这种结构改变与高甘油三酯血症时 LDL 结构变化类似,所以有人认为Ⅲ型高脂蛋白血症的 LDL 结构改变,可能与其同时存在的高甘油三酯血症有关,而 HDL 水平降低或无明显变化。

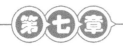

蛋白质检验

第一节　血清总蛋白检验

一、双缩脲常规法

(一)原理

凡分子中含有两个氨基甲酰基(-CONH₂)的化合物都能与碱性铜溶液作用,形成紫色复合物,这种反应称双缩脲反应。蛋白质分子中有许多肽键都能起此反应,而且各种血浆蛋白显色程度基本相同,因此,在严格控制条件下,双缩脲反应可作为血浆蛋白总量测定的理想方法,从测定的吸光度值计算出蛋白含量。

(二)试剂

1.6 mol/L 氢氧化钠

溶解 240 g 优质纯氢氧化钠于新鲜制备的蒸馏水或刚煮沸冷却的去离子水中,稀释至 1 L,置聚乙烯瓶内盖紧保存。

2.双缩脲试剂

称取未风化没有丢失结晶水的硫酸铜(CuSO₄·5H₂O)3 g,溶于 500 mL 新鲜制备的蒸馏水或刚煮沸冷却的去离子水中,加酒石酸钾钠 9 g,碘化钾 5 g,待完全溶解后,加入 6 mol/L 氢氧化钠 100 mL,并用蒸馏水稀释至 1 L。置聚乙烯瓶内盖紧保存。

3.双缩脲空白试剂

溶解酒石酸钾钠 9 g,碘化钾 5 g,于新鲜制备的蒸馏水中。加 6 mol/L 氢氧化钠 100 mL,再加蒸馏水稀释至 1 L。

4.蛋白标准液

收集混合血清,用凯氏定氮法测定蛋白含量,亦可用定值参考血清或清蛋白标准血清。

(三)操作

见表 7-1。

表 7-1　血清总蛋白测定(mL)

加入物	测定管	标准管	空白管
待测血清	0.1	—	—
蛋白标准	—	0.1	—
蒸馏水	—	—	0.1
双缩脲试剂	5.0	5.0	5.0

混匀,置 25 ℃水浴中 30 分钟(或 37 ℃ 10 分钟),在波长 540 nm 处,以空白调零,读取各管的吸光度。

高脂血症、高胆红素血症及溶血标本,应做"标本空白管",即血清 0.1 mL 加双缩脲空白试剂 5 mL,以测定管吸光度减去标本空白管吸光度为测定管的标准吸光度。

$$血清总蛋白(g/L)=\frac{测定管(或校正)吸光度}{标准管吸光度}×标准蛋白液浓度(g/L)$$

(四)参考值

健康成人走动后血清总蛋白浓度为 64～83 g/L,静卧时血清总蛋白浓度为 60～78 g/L。

(五)附注

(1)血清蛋白质的含量一般用 g/L 表示,因为各种蛋白质的分子量不同,不能用 mol/L 表示。

(2)酚酞、溴磺肽钠在碱性溶液中呈色,影响双缩脲测定的结果,右旋糖酐可使测定管浑浊影响结果,理论上这些干扰均可用相应的标本空白管来消除,但如标本空白管吸光度太高,可影响结果准确度。

(3)含脂类极多的血清,呈色后浑浊不清,可用乙醚 3 mL 抽提后再进行比色。

二、双缩脲比吸光度法

(一)原理

按照 Doumas 方法所规定的配方配制双缩脲试剂、在控制反应条件和校准分光光度计的情况下,双缩脲反应的呈色强度是稳定的,可以根据蛋白质双缩脲复合物的比吸光度,直接计算血清总蛋白质浓度。

(二)试剂

同双缩脲法。

(三)操作

(1)取试管 2 支,标明"测定管"及"试剂空白管",各管准确加入双缩脲试剂 5.0 mL。

(2)于"测定管"中准确加 100 μL 血清,于"试剂空白管"中加入蒸馏水 100 μL。

(3)另取第 3 支试管做"标本空白"管,加入双缩脲空白试剂 5.0 mL 及血清 100 μL。

(4)各管立即充分混匀后,置(25±1)℃水浴中保温 30 分钟。

(5)用经过校准的高级分光光度计,在波长 540 nm、比色杯光径 1.0 cm 处读取各管吸光度。读"测定管"及"试剂空白管"吸光度时,用蒸馏水调零点。读"标本空白管"吸光度时,用双缩脲空白试剂调零点。

(四)计算

校正吸光度$(Ac) = A_t - (A_r + A_s)$式中,A_t 为测定管吸光度;A_r 为试剂空白管吸光度;A_s 为标本空白管吸光度。

如测定所用的分光光度计波长准确,带宽≤2 nm、比色杯光径准确为 1.0 cm 时,血清总蛋白含量可以根据比吸光度直接计算:

$$血清总蛋白(g/L) = \frac{Ac}{0.298} \times \frac{5.1}{0.1} = \frac{Ac}{0.298} \times 51$$

式中 0.298 为蛋白质双缩脲复合物的比吸光系数,是指按 Doumas 双缩脲试剂的标准配方,在上述规定的测定条件下,双缩脲反应溶液中蛋白质浓度为 1.0 g/L 时的吸光度。

检查比色杯的实际光径可按下述方法进行。

(1)每升含$(NH_4)_2Co(SO_4)_2 \cdot 6H_2O$ 43 g 的水溶液,在比色杯光径 1.0 cm、波长 510 nm 处,吸光度应为 0.556。

(2)每升含量重铬酸钾 0.050 g 的水溶液(溶液中含数滴浓硫酸)在比色杯光径 1.0 cm、波长 350 nm 处,吸光度应为 0.535。

(3)如测出的吸光度与上述不符,表示比色杯光径并非 1.0 cm,计算结果时需进行校正。校正系数 $F=A_s/A_m$，A_s 为钴盐的吸光度（0.556）或重铬酸钾的吸光度（0.535），A_m 为实测的吸光度。F 可取两个校正系数的均值，用下式计算蛋白的含量：

$$血清总蛋白(g/L)=\frac{Ac}{0.298}\times51\times F$$

三、临床意义

（一）血清总蛋白浓度增高

（1）血清中水分减少，而使总蛋白浓度相对增高。凡体内水分排出大于水分的摄入时，均可引起血液浓缩，尤其是急性失水时（如呕吐、腹泻、高热等）变化更为显著，血清总蛋白浓度有时可达 $100\sim150$ g/L。又如休克时，由于毛细血管通透性的变化，血液也可发生浓缩。慢性肾上腺皮质功能减退患者，由于钠的丢失而致继发性水分丢失，血浆也可出现浓缩现象。

（2）血清蛋白合成增加，大多数发生在多发性骨髓瘤患者，此时主要是球蛋白增加，其量可超过 50 g/L，总蛋白可超过 100 g/L。

（二）血清总蛋白浓度降低

（1）合成障碍，主要为肝功能障碍。肝脏是合成蛋白质的唯一场所，肝功能严重损害时，蛋白质的合成减少，以清蛋白的下降最为显著。

（2）蛋白质丢失。如严重灼伤时，大量血浆渗出；或大出血时，大量血液的丢失；肾病综合征时，尿液中长期丢失蛋白质；溃疡性结肠炎可从粪便中长期丢失一定量的蛋白质，这些可使血清总蛋白浓度降低。

第二节　血清黏蛋白检验

血清黏蛋白占血清总蛋白量的 $1\%\sim2\%$，是体内一种黏多糖与蛋白质分子结合成的耐热复合蛋白质，属于体内糖蛋白的一种，电泳时与 α 球蛋白一起泳动，主要存在于 $α_1$ 和 $α_2$ 球蛋白部分。其黏多糖往往是由氨基葡萄糖、氨基半乳糖、甘露糖、岩藻糖及涎酸等组成。黏蛋白成分复杂，分类和命名尚未一致。Meyer 将糖与蛋白质的复合物以氨基己糖的含量进行分类，氨基己糖含量$>4\%$ 的称黏蛋白，$<4\%$ 的称糖蛋白。

黏蛋白不易发生热变性,也不易被通常的蛋白沉淀剂(如高氯酸、磺基水杨酸等)沉淀,但可被磷钨酸沉淀。临床检验中利用此特性将它与其他蛋白质分离后,再用蛋白试剂或糖试剂进行测定。目前测定黏蛋白的方法很多,其结果有以氨基己糖、己糖、酪氨酸及蛋白质四种类型的表示方法,无论以何种方式表示结果,均需说明所采用的方法及参考值。

一、原理

以 0.6 mmol/L 过氯酸沉淀血清中蛋白质时,黏蛋白不被沉淀,而存留在滤液中,再加磷钨酸使黏蛋白沉淀,然后以酚试剂沉淀其中蛋白质的含量。

二、试剂

(1)154 mmol/L 氯化钠溶液。

(2)1.8 mmol/L 过氯酸:取含量为 70%～72% 过氯酸 28 mL,加蒸馏水稀释至 200 mL,并标定之。

(3)17.74 mmol/L 磷钨酸溶液:称取磷钨酸 5 g 溶于 2 mmol/L 盐酸中,并加至 100 mL。

(4)酚试剂:于 1 500 mL 球形烧瓶中加入钨酸钠($Na_2MoO_4 \cdot 2H_2O$)25 g,水 700 mL,浓磷酸 50 mL,浓盐酸 100 mL,缓缓回流蒸馏 10 小时。取下冷凝管,加硫酸锂 75 g,蒸馏水 50 mL,并加溴水 2～3 滴,再煮沸 15 分钟,以除去多余的溴,冷却后稀释至 1 000 mL,制成的酚试剂应为鲜亮黄色,置棕色瓶保存,用前取出一部分,以等量蒸馏水稀释之。

(5)1.88 mmol/L 碳酸钠溶液。

(6)标准酪氨酸溶液(0.05 mg/mL):精确称取酪氨酸 5 mg,以 0.1 mol/L 盐酸溶解并稀释至 100 mL。

三、操作

血清 0.5 mL,加 154 mmol/L 氯化钠 4.5 mL,混匀,滴加 1.8 mol/L 过氯酸溶液 2.5 mL,静止 10 分钟,用定量滤纸过滤或离心。取滤液 2.5 mL,加 17.74 mmol/L 磷钨酸 0.5 mL 混匀,静止 10 分钟,以 3 000 r/min,离心 10 分钟。倾去上清液并沥干,再加磷钨酸溶液 2 mL 悬浮沉淀物,同法离心后弃去上清液,沥干,取沉淀物备用。按表 7-2 测定。

表 7-2　血清黏蛋白测定(mL)

加入物	测定管	标准管	空白管
蒸馏水	1.75*	1.5	1.75
酪氨酸标准液	—	0.25	—
碳酸钠溶液	0.5	0.5	0.5
酚试剂	0.25	0.25	0.25

注：* 为溶解蛋白沉淀物。

混匀，放置 37 ℃水浴 15 分钟，取出，用分光光度计 650 nm，比色杯光径 1.0 cm，以空白调零，读取各管吸光度。

四、计算

(一)血清黏蛋白[以蛋白计(g/L)]

$$血清黏蛋白（g/L）= \frac{测定管吸光度}{标准管吸光度} \times 0.0125 \times \frac{7.5}{2.5} \times \frac{1\,000}{0.5} \times \frac{23.8}{1\,000} = \frac{测定管吸光度}{标准管吸光度} \times 1.785$$

式中 23.8 为酪氨酸转换成黏蛋白的系数。

(二)血清黏蛋白[以酪氨酸计(mg/L)]

$$血清黏蛋白（mg/L）= \frac{测定管吸光度}{标准管吸光度} \times 0.0125 \times \frac{7.5}{2.5} \times \frac{1\,000}{0.5} = \frac{测定管吸光度}{标准管吸光度} \times 75$$

五、参考值

(1)以蛋白计为 0.75～0.87 g/L。

(2)以酪氨酸计为 31.5～56.7 mg/L。

六、附注

(1)黏蛋白是一种糖蛋白，其蛋白质分子中酪氨酸含量为 4.2%，因此两种报告方式可互相换算。

(2)加过氯酸沉淀蛋白后，需放置 10 分钟后进行过滤。加磷钨酸后，也需放置 10 分钟后再离心。弃去上清液时，须细心操作，不能使沉淀丢失否则结果偏低。

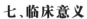

七、临床意义

血清黏蛋白增高常见于肿瘤（尤其是女性生殖器肿瘤）、结核、肺炎、系统性红斑狼疮、风湿热、风湿性关节炎等。血清黏蛋白减少常见于广泛性肝实质性病变。血清黏蛋白的连续测定对于同一病例的病程转归（病变的扩大或缩小、肿瘤有无转移、肿瘤手术切除或其他治疗效果）的判断有一定的参考价值。

第三节 血清蛋白检验

一、原理

在 pH 为 4.2 的缓冲液中，清蛋白分子带正电荷，与带负电荷的溴甲酚绿（BCG）生成蓝绿色复合物，在波长 628 nm 处有吸收峰。复合物的吸光度与清蛋白浓度成正比，与同样处理的清蛋白标准比较，可求得血清中清蛋白的浓度。

二、试剂

（1）BCG 试剂：向约 950 mL 蒸馏水中加入 0.105 g BCG（或 0.108 g BCG 钠盐），8.85 g 琥珀酸，0.100 g 叠氮钠和 4 mL Brij-35（聚氧化乙烯月桂醚，300 g/L）。待完全溶解后，用 6 mol/L 氢氧化钠溶液调节至 pH 为 4.15～4.25。最后，用蒸馏水加至 1 L。贮存于聚乙烯塑料瓶中，密塞。该试剂置室温中至少可稳定 6 个月。

BCG 试剂配成后，分光光度计波长 628 nm，蒸馏水调节零点，测定 BCG 试剂的吸光度，应在 0.150 A 左右。

（2）BCG 空白试剂：除不加入 BCG 外，其余成分和配制程序完全同 BCG 试剂的配制方法。

（3）40 g/L 清蛋白标准液，也可用定值参考血清作清蛋白标准，均需置冰箱保存。以上试剂建议应用批准文号的优质商品试剂盒。

三、操作

按表 7-3 进行操作。

表 7-3　血清蛋白测定操作步骤(mL)

加入物	测定管	标准管	空白管
待测血清	0.02	—	—
清蛋白标准液	—	0.02	—
蒸馏水	—	—	0.02
BCG 试剂	5.0	5.0	5.0

分光光度计波长 628 nm,用空白管调零,然后逐管定量地加入 BCG 试剂,并立即混匀。每份血清标本或标准液与 BCG 试剂混合后(30±3)秒,读取吸光度。

如遇脂血标本,可加做标本空白管:血清 0.02 mL,加入 BCG 空白试剂 5.0 mL,分光光度计波长 628 nm,用 BCG 空白试剂调节零点,读取标本空白管吸光度,用测定管吸光度减去标本空白管吸光度后的净吸光度,计算血清蛋白浓度。

四、计算

$$血清蛋白(g/L) = \frac{测定管吸光度}{标准管吸光度} \times 清蛋白标准液的浓度(g/L)$$

目前,生化自动分析仪同时测定血清总蛋白(双缩脲法)和清蛋白(BCG 法),并自动计算出球蛋白浓度和白/球蛋白比值。

五、参考值

4～14 岁儿童,血清蛋白浓度为:38～54 g/L,健康成人血清蛋白浓度为34～48 g/L。

清蛋白/球蛋白(A/G)=(1.5～2.5)∶1。

六、附注

(1)BCG 染料结合法测定血清蛋白,用什么蛋白质作标准是一个复杂的问题。实验证明:BCG 不但与清蛋白呈色,而且与血清中多种蛋白成分呈色,其中以 α_1 球蛋白、转铁蛋白、触珠蛋白更为显著,但其反应速度较清蛋白稍慢。实际上,当血清与 BCG 混合时,"慢反应"已经发生,不过试验证明,"慢反应"持续 1 小时才完成。因此,有人主张用定值参考血清作为标准比较理想。BCG 与血清混合后,在 30 秒读取吸光度,可明显减少非特异性结合反应。

(2)当 60 g/L 清蛋白标准液与 BCG 结合后,比色杯光径 1.0 cm,在 628 nm

测定的吸光度应为 0.811 ± 0.035,如达不到比值,表示灵敏度较差。

（3）此法测定正常血清标本的批间变异系数为 6.3% 左右。

（4）试剂中的聚氧化乙烯月桂醚也可用其他表面活性剂代替,如吐温-20 等,用量为 2 mL/L。

七、临床意义

（1）血清蛋白在肝脏合成。血清蛋白浓度增高常见于严重失水,血浆浓缩,此时并非蛋白绝对量增多。临床上,尚未发现单纯清蛋白浓度增高的疾病,而以清蛋白浓度降低为多见。

（2）清蛋白浓度降低与总蛋白浓度降低的原因相同。但有时总蛋白浓度接近正常,而清蛋白浓度降低,同时又伴有球蛋白浓度增高。急性清蛋白浓度降低主要由于急性大量出血或严重灼伤时血浆大量丢失。慢性清蛋白浓度降低主要由于肝脏合成清蛋白功能障碍、腹水形成时清蛋白的丢失和肾病时尿液中的丢失,严重时清蛋白浓度可低于 10 g/L。清蛋白浓度低于 20 g/L 时,由于胶体渗透压的下降,常可见到水肿等现象。

（3）妊娠,尤其是妊娠晚期,由于体内对蛋白质需要量增加,又同时伴有血浆容量增高,血清蛋白可明显下降,但分娩后可迅速恢复正常。

（4）球蛋白浓度增高。临床上常以 γ 球蛋白增高为主。球蛋白增高的原因,除水分丢失的间接原因外,主要有下列因素。①炎症反应:如结核病,疟疾,黑热病,血吸虫病,麻风病等;②自身免疫性疾病:如播散性红斑狼疮、硬皮病、风湿热、类风湿性关节炎、肝硬化等;③骨髓瘤和淋巴瘤:此时 γ 球蛋白可增至 50 g/L。

（5）球蛋白浓度降低主要是合成减少。正常婴儿出生后至 3 岁内,由于肝脏和免疫系统尚未发育完全,球蛋白浓度较低,此属于生理性低球蛋白血症。肾上腺皮质激素和其他免疫抑制剂有抑制免疫功能的作用,会导致球蛋白合成减少。

第四节　血清前清蛋白检验

前清蛋白(PA)分子量 54 000,由肝细胞合成,PA 除了作为组织修补的材料外,可视为一种运载蛋白,它可结合 T_4 与 T_3,而对 T_3 的亲和力更大。PA 还可与视黄醇结合蛋白形成复合物,具有运载维生素 A 的作用。在电泳分离时,PA

常显示在清蛋白的前方,其半衰期很短,约 12 小时。因此,测定其在血浆中的浓度对于了解蛋白质的营养状况、肝脏功能,比清蛋白和转铁蛋白具有更高的灵敏度。

测定血清前清蛋白大都用免疫化学技术,常用的方法有免疫扩散法、散射比浊法和透射比浊法。其中免疫扩散法简单、方便,不需特殊设备,适合所有单位使用,但精密度和准确性均较差。散射比浊法灵敏度较高,但需要专用免疫分析仪(如特种蛋白分析仪)和配套的试剂盒。透射比浊法的灵敏度可满足常规工作的要求,且可在 340 nm 波长的任何生化分析仪上进行,适用性较广。

一、方法

透射比浊法。

二、原理

血清中的 PA 与抗 PA 抗体在液相中反应生成抗原抗体复合物,使反应液呈现浊度。当一定量抗体存在时,浊度与血清中 PA(抗原)的含量呈正比。利用散射比浊或透射比浊技术,与同样处理的 PA 标准比较,求得样品中的 PA 含量。

三、试剂

(1)抗 PA 抗体血清工作液。

(2)PA 标准血清(冻干品)根据说明书指定的量,加蒸馏水复溶。以上试剂均需置 2～8 ℃冰箱保存,在有效期内使用。

四、操作

(1)手工、半自动生化分析仪按表 7-4 进行操作。混匀,置 37 ℃保温 10 分钟,波长 340 nm,以空白管调零,读取各管吸光度。

(2)如用全自动生化分析仪测定,必须按照仪器说明书设定参数和操作程序进行测定(表 7-4)。

表 7-4　血清 PA 测定操作程序

加入物	测定管	标准管	空白管
待检血清(μL)	20	—	—
PA 标准液(μL)	—	20	—
生理盐水(μL)	—	—	20
PA 抗体工作液(mL)	1.0	1.0	1.0

五、计算

$$血清\ PA(mg/L) = \frac{测定管吸光度}{标准管吸光度} \times PA\ 标准液浓度(mg/L)$$

六、参考值

健康成人血清 PA 浓度为 250～400 mg/L,儿童约为成人水平的一半,青春期则急剧增加达成人水平。散射比浊法结果稍低,为 160～350 mg/L。也可根据本单位条件建立本实验室的参考值。

七、临床意义

(一)血清前清蛋白浓度降低

(1)血清前清蛋白是一种负急性时相反应蛋白,在炎症和恶性疾病时其血清水平下降。据报告,手术创伤后 24 小时即可见血清前清蛋白水平下降,2～3 天时达高峰,其下降可持续 1 周。

(2)前清蛋白在肝脏合成,各类肝炎、肝硬化致肝功能损害时,由于合成减少,血清前清蛋白水平降低,是肝功能障碍的一个敏感指标,对肝病的早期诊断有一定的价值。

(3)前清蛋白和视黄醇结合蛋白可作为蛋白质营养状况的指征。由于它们的半衰期短,对蛋白摄入量的改变很敏感,一旦体内出现营养不良,血清前清蛋白即迅速下降,严重营养不良时可完全缺如。其他营养素的状况也影响血清前清蛋白浓度,如缺锌时前清蛋白可降低,短期补锌后,其值即升高。

(4)蛋白消耗性疾病或肾病时,血清前清蛋白浓度下降。

(5)妊娠或高雌激素血症时,血清前清蛋白浓度也下降。

(二)血清前清蛋白浓度增高

可见于 Hodgkin 病。肾病综合征患者在蛋白食物充足时血清前清蛋白可轻度升高。

第五节 血清肌红蛋白检验

血清肌红蛋白(Mb)存在于心肌与其他肌肉组织中,其分子量为 17 500,血清肌红蛋白是急性心肌梗死(AMI)患者升高的最早标志物之一。血清肌红蛋白测定方法有很多,由于分光光度法、电泳法及层析法不能测定低于微克水平的Mb,现已不使用。免疫化学法较灵敏,但抗血清必须是对Mb特异的。放射免疫试验灵敏度高,对流免疫电泳是一种定性方法,且灵敏度较低,不适宜检测心肌梗死。乳胶凝集试验是个半定量试验,是用肉眼判断终点,具有一定的主观性,而且一些含有高浓度类风湿因子的血清会产生干扰。放射免疫试验灵敏度高,特异性强,但使用放射性核素,现已少用。胶乳增强透射比浊法灵敏度高,特异性好,测定速度快,适用于各型生化自动分析仪,现已在临床上普遍采用。

一、原理

Mb致敏胶乳颗粒是大小均一的聚苯丙烯乳胶颗粒悬液,颗粒表面包被有兔抗人Mb抗体。样本中的Mb与胶乳颗粒表面的抗体结合后,使相邻的胶乳颗粒彼此交联,发生凝集反应产生浊度。该浊度与样本中的Mb浓度呈正比,在570 nm处测定吸光度,可计算样本中Mb的浓度。

二、试剂

(1)试剂 I:甘氨酸缓冲液(pH为9.0),NaN_3 1.0 g/L。

(2)试剂 II:致敏胶乳悬液,兔抗人Mb IgG致敏胶乳颗粒,NaN_3 1.0 g/L。

(3)Mb校准品。

三、操作

(一)测定条件

温度:37 ℃。波长:570 nm。比色杯光径:1.0 cm。反应时间:5分钟。

(二)进行操作

按表7-5进行操作。

表7-5 血清Mb测定(μL)

	测定管	标准管	空白管
试剂 I	200	200	200
待检血清	20	—	—
Mb校准品	—	20	—
蒸馏水	—	—	20
混匀,保温5分钟,以空白管调零,测得各管吸光度为 A_1			
试剂 II	150	150	150
混匀,保温5分钟,以空白管调零,测得各管吸光度为 A_2			

五、参考值

(1)健康成年人 Mb<70 μL/L。

(2)建议各实验室根据自己的条件,建立本地的参考值。

六、附注

(1)本法适用于各种类型的半自动、全自动生化分析仪,严格按照仪器说明书设定参数进行操作。

(2)本法试剂应避光,于 2~8 ℃可保存 12 个月,－20 ℃可保存更长时间,但不宜反复冻融。

七、临床意义

(1)血清 Mb 是早期诊断 AMI 的敏感指标,在 AMI 发作后 1~2 小时,在患者血清中的浓度即迅速增加。6~9 小时几乎所有的 AMI 患者 Mb 都升高。Mb在血液中清除的速度很快,在发病 24 小时内可恢复到正常,所以连续检测血清中的 Mb 对评价患者在治疗期间是否有心肌梗死再次发生具有很重要的意义。患者在发作后第 1 天内血清 Mb 即可返回到基线浓度,当有再梗死时,则又迅速上升,形成"多峰"现象,可以反映局部缺血心肌周期性自发的冠状动脉再梗死和再灌注。

(2)心脏外科手术患者血清 Mb 升高,可以作为判断心肌损伤程度及愈合情况的一个重要客观指标。

(3)在临床肌病研究中发现假性肥大型肌营养不良患者血清 Mb 也升高。

第六节　血清肌钙蛋白检验

肌钙蛋白是肌肉收缩的调节蛋白,由 3 个结构不同的亚基组成,即肌钙蛋白T(TnT),肌钙蛋白 I(TnI)和肌钙蛋白 C(TnC),它附在收缩的横纹肌细微组织上,TnI 是一种结构蛋白,它与肌动蛋白及原肌球蛋白互相作用。TnI 与肌动球蛋白在静止状态时相结合,抑制肌动球蛋白的 ATP 酶(ATPase)活性。TnC 有4 个能结合钙离子的结合点,当它与细胞内的钙离子结合时,能导致整个肌钙蛋白构造上的变化。肌钙蛋白放松了肌动球蛋白,让肌动球蛋白与肌浆球蛋白互起作用,而造成肌肉收缩。肌钙蛋白具有的 3 种同分异构体,其中两种同分异构体是骨骼肌所特有的,一种同分异构体是心肌所特有的,这 3 种肌钙蛋白的同分异构体存在着结构上的差异。心肌中的 T 和 I 亚基结构不同于其他肌肉组织,心肌肌钙蛋白 T、I(cTnT、cTnI)由于分子量小,分别为 37 000 和 24 000,所以发病后血中浓度迅速升高。

应用免疫层析与酶免技术可进行快速检测与定量测定,具有快速、灵敏、特异的特点。但对于单个标本检查有不便之处。胶乳增强透射比浊法,目前已有试剂盒供应,可在各型自动生化分析仪上使用,通用性强,已在临床上使用,不同型号的生化分析仪应严格按照说明书设定参数进行操作。

一、心肌肌钙蛋白 T、I 的快速检测

(一)原理

应用免疫层析方法测定样品中的特异抗原(cTnT、cTnI)。测试时滴加血清样品于样品槽,样品通过毛细管效应沿试纸膜运动,如果样品中含有特异抗原,试验部位就出现色带,在对照区域内应该有另一颜色条带作为实验对照。

(二)试剂

(1)cTnT 免疫层析试纸条。

(2)cTnI 免疫层析试纸条。

(三)操作

(1)将包装纸打开,标记上样品编号。

(2)加 5~6 滴血清样品到样品槽中。

(3)在 10~15 分钟内观察色带出现情况。

(四)结果判断

(1)阳性:在试验区和对照区均有色带出现。

(2)阴性:仅在对照区有色带出现。

(3)无效:试验区和对照区都没有色带出现。

(五)附注

(1)试纸条只能用 1 次,重复使有无效。

(2)试纸条试验区和对照区均不出现色带,取另一试纸条重复检测仍无结果,则表示试纸条失效。

(3)免疫层析技术测定 cTnT、cTnI 适合床边快速试验,但只是定性或半定

量,要真正了解病情严重程度及治疗措施的选择还需定量测定。

二、心肌肌钙蛋白 T 的 ELISA 测定

(一)原理

生物素与亲和素作用下的双抗体夹心 ELISA,用链霉亲和素-生物素化的抗 TnT 单克隆抗体作包被物,依次于样品中 TnT 抗原和酶标 TnT 单克隆的抗体反应,然后加入底物色原。酶催化底物显色,由系列 TnT 标准制定的校正曲线,定量测定 cTnT 含量。

(二)试剂

(1)生物素-亲和素 cTnT 单克隆抗体包被板。

(2)孵育缓冲液。

(3)浓缩洗涤液。

(4)酶标结合物。

(5)cTnT 标准品。

(6)底物色原:ABTS(二氨 2.2 叠氮)。

(三)操作

(1)在包被板中分别加入标准血清、对照血清和患者标本于相应的孔内各 50 μL。

(2)每孔各加孵育缓冲液 50 μL,并轻轻混匀。

(3)室温下孵育 60 分钟后洗涤 3 次,10 分钟内完成。在吸水纸上用力拍打微孔,以除去残留水滴。

(4)每孔各加入酶结合物 100 μL,轻轻混匀。

(5)倒空微孔板中的孵育液,用洗涤液将微孔洗 3 次,在吸光纸上用力拍打微孔,以除去残留水滴。

(6)将 200 μL 色原底物溶液加入相应的孔中,避光直射,轻轻混匀,静置 30 分钟。

(7)用酶标仪在 10 分钟内,于 405 nm 和 630 nm 双波长下测定吸光度值(OD 值)。

(四)计算

(1)计算每一标准品、对照血清和患者标本的平均 OD 值。

(2)以标准品 OD 值对 cTnT 浓度绘制校正曲线。

(3)根据校正曲线计算未知样品中 cTnT 浓度。

(五)附注

(1)cTnT 待测标本最好用血清,不要用抗凝血浆,因为抗凝剂如肝素、EDTA 等对 cTnT 有影响。

(2)由于 cTnT 是心肌细胞损伤释放出来的指标,所以尽量避免标本溶血,如果标本溶血很可能造成检测结果增高。

(3)配制好孵育液不要冷冻保存,应放在 2~8 ℃冷藏。

(4)实验前应注意试剂有无失效,比如底物色原液如变质,其颜色加深。

(5)为了提高 cTnT 检测的可靠性,应注意加样及其他操作过程,比色最好选用双波长。

(六)参考值

<0.1 μg/L。

三、心肌肌钙蛋白 I 的 ELISA 测定

(一)原理

双抗体夹心 ELISA。先将抗 cTnI 单抗包被于微孔板上,加入标准品,患者血清和孵育缓冲液,如果血清中有 cTnI,则将与孔中的抗体结合,然后将孔中剩余的样品洗去,加入辣根过氧化物酶标记的 cTnI 抗体,让酶联抗体与孔中的 cTnI 结合。这样,cTnI 分子就被固相抗体和酶联抗体夹在中间。孵育和洗涤之后,酶反应显色,吸光度 OD 值与血清 cTnI 浓度成正比。

(二)试剂

(1)抗 cTnI 抗体包被板。

(2)孵育缓冲液。

(3)浓缩洗液。

(4)抗体和酶结合物。

(5)cTnI 标准品。

(6)显色剂 A、显色剂 B。

(7)2 mol/L(2N) HCl 终止剂。

(三)操作

(1)将 50 μL 标准品、对照血清和患者标本加入相应孔内。

(2)将 50 μL 孵育液加入相应的孔中,轻轻混合 30 秒,此步混匀是关键。

（3）将微孔板放在室温孵育 30 分钟。

（4）倒空微孔中的孵育混合液，用洗液将微孔洗 5 次，在吸水纸上用力拍打，以除去残留水滴。

（5）将 100 μL 酶结合物加入相应的孔中，轻摇混匀。

（6）将微孔板放在室温孵育 30 分钟。

（7）倒空微孔中的孵育液，用洗液将微孔洗 5 次，在吸水纸上用力拍打微孔，以除去残留水滴。

（8）将 20 μLTMB 底物溶液加入相应的孔中，轻轻混合 5 秒，在室温避光条件下静置20分钟。

（9）每孔加入 50 μL 2 mol/L HCl，终止反应，轻轻混合 5～30 秒以保证蓝色转变成黄色。

（10）用酶标仪在 10 分钟内，于 450 nm 波长下测定吸光度 OD 值。

（四）计算

（1）计算每一对标准品，对照血清和患者标本的平均 OD 值。

（2）在坐标纸上绘制吸光度（OD）与 cTnI 浓度的校正曲线（查看试剂盒内说明书注明的实际 cTnI 浓度）。

（3）根据校正曲线计算未知样品中 cTnI 浓度。

（五）附注

（1）一套试剂盒最多可做 4 次检测。

（2）本试剂盒可用于检测血清样品，但不能使用出现肉眼可见的溶血、脂血或浑浊的血清标本。

（3）利用血清标本，应在采集标本后 6 小时内进行检测，也可将血清冷冻保存于－20 ℃或更低温度，这样至少可保存 3 个月，应注意切勿进行反复冻融。

（4）将浓缩的洗液稀释后备用，稀释的洗液可在 4 ℃下贮存两周。

（5）在孵育缓冲液中稀释具有预期浓度的 cTnI 的血清进行检测。

（6）用 10 个孔建立标准品的校准曲线。

（7）全部试剂包括启封的微孔都必须在使用前恢复至室温，未使用的试剂必须贮存于 4 ℃。

（六）参考值

1.5～3.1 μg/L。

(七)临床意义

(1)AMI 发病后血中浓度很快增高,cTnT 和 cTnI 3~6 小时超过参考值上限值,cTnT 10~24 小时达峰值,10~15 天恢复正常。cTnI 14~20 小时达峰值,5~7 天恢复正常。据报道 cTnT 在诊断 AMI 时比 CK-MB 更为灵敏,但有报到在肾脏疾病患者血样中发现 cTnT,所以特异性较差。而 cTnI 在诊断 AMI 中更为灵敏,且在肾病及其他疾病患者血液中未发现 cTnI,所以 cTnI 是心脏受损的特异性标志物,可用于评价不稳定心绞痛。另外,cTnI 水平升高可预示有较高的短期死亡危险性,连续监测 cTnI 有助于判断血栓溶解和心肌再灌注。由于 cTnT 和 cTnI 消失慢,所以,可作为心肌梗死后期标志物。

(2)cTnT 和 cTnI 可作为心脏手术中的心肌梗死症状出现的指示物,当患者接受动脉搭桥手术时,若 cTnT 和 cTnI 含量增加,表明出现心肌梗死,而此时 CK-MB 含量并无变化。

第七节　血清转铁蛋白检验

血清转铁蛋白(Tf)是一种重要的 β_1-球蛋白,分子量为 77 000,含 6%糖类的化合物,具有运输铁的功能,每个分子的转铁蛋白可运载 2 个铁原子,每毫克 Tf 能结合 1.25 μg 的铁。

一、免疫散射比浊法

(一)原理

以聚乙烯二醇(PEG)与兔抗人 Tf 血清结合后,再与待测血清中的 Tf 发生特异性抗原抗体反应。所形成极细的乳白色抗原抗体复合物颗粒,悬浮于溶液中,利用散射比浊原理,与标准浓度管相比较,求得未知血清中 Tf 含量。

(二)试剂

(1)4%PEG 盐水溶液:称取 PEG(6 000)40 g,NaCl 9 g,溶于去离子水 1 000 mL 中,调 pH 至 4.5。

(2)工作抗血清溶液:用 4%PEG 盐水溶液稀释商品化抗血清。一般以 1:60 稀释,可根据抗血清效价而定。配制后静置 30 分钟,经直径 450 nm 微孔

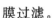

膜过滤。

(3)Tf标准液(52.5 mg/L):取商品标化 Tf(42 g/L)液 1 μL,用生理盐水稀释至 800 μL(可根据商品化 Tf 的浓度酌情稀释)。

(三)操作

待测血清用生理盐水稀释 100 倍,以表 7-6 操作。

表 7-6　Tf 比浊法操作步骤

加入物(mL)	稀释空白管	抗体空白管	标准管	测定管
工作抗血清	—	2.0	2.0	2.0
4%PEG 盐水溶液	2.0	—	—	—
Tf 标准液	—	—	0.04	—
1:100 待测血清	—	—	—	0.04
生理盐水	0.04	0.04	—	—

混匀,置室温 30 分钟,激发光和散射光均为 450 nm,以稀释空白校正荧光度为零,分别读取各管荧光读数。

(四)计算

$$血清\ Tf(mg/L) = \frac{测定管读数-抗体空白管读数}{标准管读数-抗体空白管读数} \times 52.5 \times 100$$

(五)参考值

2～4 g/L。

(六)附注

(1)本法用血量少,可用外周血测定,标本溶血、黄疸、脂血无干扰。

(2)形成浊度后 0.5～1 小时内读取荧光读数,否则会影响结果。

(3)在 20 g/L 内线性良好,回收率为 92%～102%。

二、血清总铁结合力计算

(一)原理

能与 100 mL 血清中全部 Tf 结合的最大铁量称为总铁结合力,可间接反映体内 Tf 情况。

(二)参考值

血清铁:14.3～26.9 μmol/L。

总铁结合力：男性，44.6～69.3 μmol/L；女性，35.5～76.8 μmol/L。

（三）临床意义

蛋白丢失性疾病如肾病综合征，随血清蛋白的下降血清 Tf 也下降（可降至 0.4 g/L），严重肝病（如肝硬化）可显著下降。严重缺铁性贫血时血清 Tf 明显升高，提示血清铁缺乏。

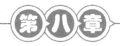

免 疫 检 验

第一节 免疫球蛋白检验

一、免疫球蛋白 G、免疫球蛋白 A、免疫球蛋白 M

(一)概述

免疫球蛋白(immunoglobulin,Ig)是指具有抗体活性或化学结构与抗体相似的一类球蛋白,是参与体液免疫反应的主要物质。抗体是能与相应抗原发生特异性结合并具有多种免疫功能的球蛋白。抗体都是 Ig,但 Ig 并非都具有抗体活性。Ig 由浆细胞产生,广泛存在于血液、组织液和外分泌液中,约占血浆蛋白总量的 20%,也可以膜免疫球蛋白(SmIg)的形式存在于 B 细胞表面。

Ig 分子由 4 条肽链组成,两条相同的长链称为重链(heavy chain,H),由 450 个氨基酸残基组成,分子量约 51 000～72 500;两条相同的短链称为轻链(light chain,L)由约 214 个氨基酸组成,分子量约 22 500。4 条肽链通过链内和链间二硫键连接在一起。Ig 分子肽链的氨基端(N 端),在 L 链 1/2 和 H 链 1/4（α、γ、δ）或 1/5（μ、ε）处,氨基酸的种类和顺序随抗体特异性不同而变化,称为可变区(variable region,V 区);肽链其余部分的氨基酸种类和排列顺序比较稳定,称为恒定区(constant region,C 区)。V 区与 C 区的分界线在第 114 位氨基酸,其前的 N 端为 V 区,第 115 位以后的羧基端(C 端)为 C 区。H 链和 L 链的 V 区和 C 区分别简写为 VH、CH 和 VL、CL。VH 和 VL 中某些部位的氨基酸变化更大,称为高变区(hypervariable region,HR)。H 链和 L 链的 V 区是 Ig 分子同抗原的结合区,并决定抗体同抗原结合的特异性。H 链有 4 个功能区,即 VH、CH1、CH2 和 CH3,IgM 及 IgE 的重链恒定区则多一个 CH4 功能区。CH1 区为

Ig 同种异型遗传标记部位。在 CH1 与 CH2 之间的区域称为铰链区,含较多的脯氨酸,短而柔软。当 Ig 与相应抗原结合后,铰链区构型改变,暴露出 CH2 区的补体结合位点,血清中补体 C_1q 结合至此进而激活补体系统。L 链有 2 个功能区,即 VL 和 CL。VL 中的高变区是与抗原结合的部位,CL 具有 Ig 同种异型遗传标记。

完整的 Ig 分子被蛋白酶水解时可裂解为不同的片段。以 IgG 分子为例,当用木瓜蛋白酶消化时,IgG 分子从铰链区的氨基端断裂,形成 3 个片段,即两个 Fab 段和一个 Fc 段。Fab 段分子量为 45 000,具有与抗原结合的活性,但只有一个抗原结合位点(单价),故不能与抗原反应形成可见的沉淀和凝集现象。Fc 是指可结晶的片段,分子量为 50 000,不具有抗体活性,但 Ig 分子的很多生物学活性如激活补体、结合细胞以及通过胎盘等与之有关。当用胃蛋白酶消化时,IgG 分子从铰链区的羧基端断裂,形成 2 个片段,即大的 $F(ab')_2$ 段和小的 pFc' 段。$F(ab')_2$ 是两个 Fab 加上重链的铰链区,由二硫键相连,分子量为 100 000,具有两个抗原结合位点(双价),因而能与抗原反应形成可见的沉淀和凝集现象。pFc' 段为无活性的小分子肽。

目前已发现人体内有 5 类 Ig,即 IgG、IgA、IgM、IgD 和 IgE,其重链分别为 γ、α、μ、δ 和 ε,各类 Ig 的轻链有 κ(kappa)和 λ(lambda)两型。每个 Ig 分子的两条轻链都同型。

IgG 由浆细胞合成,分子量 150 000,有 $IgG_1 \sim IgG_4$ 4 个亚类,以单体形式存在于血清和其他体液中,是唯一能通过胎盘的抗体,婴儿出生后 3 个月开始合成。IgG 在正常人血清中含量最多,占血清 Ig 总量的 3/4,达 10~16 g/L,半衰期 7~21 天,是体液中最重要的抗病原微生物的抗体(再次免疫应答抗体),也是自身免疫病时自身抗体的主要类别。

IgA 分子量 160 000,有 IgA_1、IgA_2 两个亚类,分血清型和分泌型两种,半衰期为 6 天。血清型 IgA 由肠系膜淋巴组织中的浆细胞产生,多数以单体形式存在,含量 2~5 g/L,占血清总 Ig 的 10%~15%,具有中和毒素、调理吞噬的作用。分泌型 IgA 由两个单体、一个 J 链(是一种连接单体 Ig 的小分子酸性糖肽,分子量 15 000)和一个分泌片(是一种分子量 70 000 的糖蛋白,由上皮细胞合成。二聚体 IgA 通过黏膜与之结合后排出细胞)组成,主要分布于各种黏膜表面和唾液、初乳、泪液、汗液、鼻腔分泌液、支气管分泌液及消化道分泌液中,参与机体的黏膜局部抗感染免疫反应。IgA 不能通过胎盘屏障,初生婴儿只能从母乳中获得 IgA,出生后 4~6 个月开始自身合成,1 岁后合成水平可达成人的 25%,16 岁达成人水平。

IgM 分子量最大,971 000,由 5 个单体借一个 J 链和若干二硫键连接形成 5 聚体,又称巨球蛋白,有 IgM_1、IgM_2 两个亚类,主要分布于血液中,血清含量为 $1\sim1.25$ g/L,占血清 Ig 总量的 1/10,半衰期 5 天。IgM 是个体发育中最早合成的抗体,孕 20 周起,胎儿自身即能合成,出生后,IgM 合成增加,8 岁后达成人水平。机体遭受感染后,IgM 型抗体最早产生(初次免疫应答反应的抗体),因此,IgM 型抗体的出现和增高与近期感染有关。新生儿脐带血中 IgM 含量增高时,提示胎儿有宫内感染。IgM 是高效能的抗微生物抗体,主要功能是凝集病原体和激活补体经典途径。

(二)检测方法

测定血清中 IgG、IgA、IgM 含量,可采用免疫比浊法(透射比浊法、速率散射比浊法)或单向环状免疫扩散法。体液中 IgG、IgA、IgM 含量测定可采用速率散射比浊法或 ELISA 法。

(三)临床意义

1.年龄

年龄与血中 Ig 含量有一定关系,新生儿可获得由母体通过胎盘转移来的 IgG,故血清含量较高,近于成人水平。婴幼儿由于体液免疫功能尚不成熟,免疫球蛋白含量较成人低。

2.低 γ 球蛋白血症

血清免疫球蛋白(IgG、IgA、IgM)降低有先天性和获得性 2 类。先天性低 Ig 血症主要见于体液免疫缺损和联合免疫缺陷病。一种情况是 Ig 全缺,如先天性性联低丙球血症(XLA),血中 IgG<1 g/L,IgA 与 IgM 含量也明显降低。另一种情况是 3 种 Ig 中缺一或两种。最多见的是缺乏 IgA,患者易患呼吸道反复感染;缺乏 IgG 易患化脓性感染;缺乏 IgM 易患革兰氏染色阴性细菌引起的败血症。获得性低 Ig 血症,血清中 IgG<5 g/L,引起的原因较多,如有大量蛋白丢失的疾病(剥脱性皮炎、肠淋巴管扩张症、肾病综合征等),淋巴网状系统肿瘤(如淋巴肉瘤、霍奇金淋巴瘤),中毒性骨髓疾病等。许多药物如青霉胺、苯妥英钠、金制剂等药物也可诱发 Ig 降低。

3.多克隆 γ 球蛋白血症

血清 Ig(IgG、IgA、IgM)增高常见于各种慢性细菌感染,如慢性骨髓炎、慢性肺脓肿、感染性心内膜炎时,IgG、IgA、IgM 均可增高。子宫内感染时,脐血或生后 2 天的新生儿血清中 IgM 含量可＞0.2 g/L 或＞0.3 g/L。在多种自身免疫病、肝脏疾病(慢性活动性肝炎、原发性胆汁性肝硬化、隐匿性肝硬化)患者可有 1 种或 3 种 Ig 升高。结缔组织病尤其在活动期常有 IgG 升高。80％活动性 SLE 以 IgG、IgA 升高较多见。类风湿关节炎以 IgM 升高为主。

4.单克隆 γ 球蛋白(M 蛋白)血症

主要见于浆细胞恶性病变,包括多发性骨髓瘤、巨球蛋白血症等。

二、IgD

(一)概述

IgD 以单体形式存在于血清中,分子量 175 000,血清中含量为 0.04～0.4 g/L,仅占血清总 Ig 的 1％,易被酶解,半衰期 2.8 天,是成熟 B 细胞的重要表面标志。当 B 细胞表达膜表面 IgD(SmIgD)时,受抗原刺激可被激活,故认为 SmIgD 为 B 细胞激活受体。IgD 分子结构类似于 IgG,但不能通过胎盘,也不能激活补体。循环中 IgD 无抗感染作用,功能尚不清楚,但可能与防止免疫耐受及某些超敏反应有关。

(二)检测方法

血清中 IgD 含量很低,10％～50％正常人血清中的 IgD 用免疫比浊法不能测出,可用 ELISA 双抗体夹心法测定。方法原理是:用抗人 IgD 多克隆或单克隆抗体包被聚苯乙烯反应板微孔,再加入待检血清和酶标记抗人 IgD 抗体,在固相上形成抗体-抗原(IgD)-酶标记抗体复合物,洗去未反应物质,加入酶底物/色原溶液,出现呈色反应,呈色强度反映待测血清中 IgD 水平。

(三)临床意义

正常人血清 IgD 含量波动范围很广,个体差异大,为 0.003～0.4 g/L。

IgD 增高见于 IgD 型多发性骨髓瘤。流行性出血热、过敏性哮喘、特应性皮炎患者可见 IgD 升高。怀孕末期,吸烟者中 IgD 也可出现生理性升高。

三、IgE(总 IgE、特异 IgE)

(一)概述

IgE 又称反应素或亲细胞抗体,分子量 190 000,单体,是种系进化过程中最晚出现的 Ig,正常人血清中含量很低,且个体差异较大,为 0.03～2.0 mg/L,仅占血清总 Ig 的 0.002％。半衰期 2.5 天。对热敏感,56 ℃条件下 30 分钟可丧失活性。IgE 主要由呼吸道、消化道黏膜固有层中的浆细胞合成,故血清 IgE 浓度并不能完全反映体内 IgE 水平。IgE 对肥大细胞及嗜碱性粒细胞具有高度亲和性，可与细胞表面的高亲和性受体 FcεRI 结合，当变应原再次进入机体时，与致敏的肥大细胞、嗜碱性粒细胞上的 IgE 结合，引发细胞脱颗粒，释放生物活性物质，导致发生Ⅰ型变态反应（哮喘、花粉症、变性性皮炎等）。此外，IgE 还有抗寄生虫感染的作用。

（二）检测方法

IgE 测定包括血清中总 IgE 及特异性 IgE 测定。可采用 ELISA、速率散射比浊法、放射免疫分析（RIA）、化学发光或电化学发光等方法。特异性 IgE 测定时，检测系统中需引入特异性变应原，可采用酶、荧光免疫法、免疫印迹等方法。

（三）临床意义

正常人血清 IgE 参考值＜150 IU/mL（ELISA 或速率散射比浊法）。

IgE 升高常见于变态反应性疾病（如过敏性鼻炎、外源性哮喘、花粉症、变应性皮炎、慢性荨麻疹）、寄生虫感染、IgE 型多发性骨髓瘤以及 AIDS、非霍奇金淋巴瘤、高 IgE 综合征（Job 综合征）患者。特异性 IgE 升高表明个体对该特异性 IgE 针对的变应原过敏。

四、游离轻链

（一）概述

Ig 轻链分为 κ、λ。κ 只有 1 型，λ 则有 λ_1、λ_2、λ_3、λ_4 4 个亚型。每个 Ig 分子上只有一个型别的轻链，而不可能是 κλ 或 $\lambda_x\lambda_y$。人类 κ 与 λ 的比例为6∶4。轻链是能自由通过肾小球基底膜的小分子蛋白，在肾小管被重吸收，回到血液循环中。因此正常人尿中只有少量轻链存在。当代谢失调和多发性骨髓瘤时，血中出现大量游离轻链（free light chains，FLC），并由尿中排出，即本周蛋白。

（二）检测方法

测定血清游离轻链采用免疫比浊法，最常用速率散射比浊法。

（三）临床意义

血清轻链参考值 κ 型游离轻链 3～19 mg/L；λ 型游离轻链 6～26 mg/L。κ/λ 比值为 0.26～1.65。

测定轻链有助于单克隆轻链病、AL-淀粉样变的早期诊断，也可用于化疗或自身外周血干细胞移植后是否复发的监测。

五、M 蛋白

(一)概述

M 蛋白是单克隆 B 淋巴细胞或浆细胞恶性增殖而大量产生的,在类别、亚类、型、亚型、基因型和独特型方面相同的均一 Ig。这种均一的蛋白质的氨基酸顺序、空间构象、电泳特性均相同。由于这种蛋白产生于单一的细胞克隆,多出现于多发性骨髓瘤、巨球蛋白血症或恶性淋巴瘤患者的血或尿中,故称为"M 蛋白"。

M 蛋白血症大致可分为恶性的与意义不明的两类。恶性 M 蛋白血症见于:多发性骨髓瘤(包括轻链病)、重链病、半分子病和不完全骨髓瘤蛋白病(C 端缺陷)。意义不明的 M 蛋白血症(monoclonal gammopathy of undetermined significance,MGUS)有两种,一种是与其他恶性肿瘤(如恶性淋巴瘤)伴发者,另一种即所谓良性 M 蛋白血症。

(二)检测方法

免疫学检查和鉴定方法对 M 蛋白血症的诊断起重要作用,通常需先定量检测血清总蛋白,约 90%的患者血清总蛋白含量升高(70%的患者>100 g/L),约 10%的患者正常甚至偏低(如轻链病)。对异常 Ig 的常用检测方法如下。

1.区带电泳

原理是利用多孔载体将血清蛋白质各种成分分离于不同区带。常用载体有聚丙烯酰胺凝胶电泳(PAGE)、琼脂糖凝胶电泳等。Ig 增殖可见单克隆和多克隆增殖带,后者是宽而浓的区带,扫描后峰形呈钝圆,高/宽<1.0,而 M 蛋白带(单克隆带)是窄而浓的区带,高而尖的峰形,高/宽>1.0。M 蛋白带通常出现在 γ 区,也可出现在 β 区或 β 与 γ 区之间,少数患者也可在 α_2 区出现(μ 链、α 链、IgA 半分子等)。

2.Ig 定量

检测方法参见 Ig 定量测定。一般 M 蛋白所属 Ig 含量均显著增高,其他类 Ig 降低或显著降低。

3.免疫电泳

免疫电泳是一种用于诊断 Ig 异常的常规方法。原理是电泳时血清中各种蛋白质组分由于静电荷的不同,移动速度不同,被分离于不同的区带。停止电泳后,在电泳平行位置挖槽,加入抗血清扩散,抗原抗体反应后即可在相应位置上形成肉眼可见的沉淀弧。M 蛋白的特点是与相应的抗重链血清、抗轻链血清形

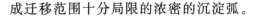

成迁移范围十分局限的浓密的沉淀弧。

4.免疫固定电泳

待测血清或尿在载体上电泳后,使不同的蛋白质形成电泳位置不同的区带,将特异性抗重链或抗轻链血清加于载体上,抗血清即可与相应的蛋白区带结合(例如抗κ链抗血清与κ轻链区带结合),形成抗原抗体复合物,使抗原在电泳位置上被免疫固定,洗涤时不被洗脱,而无关蛋白区带则被洗脱。再用酶标记抗人Ig与之反应并随后浸入酶底物/色原溶液中时,被测蛋白区带可呈色。

此法的主要用途为:鉴定迁移率近似的蛋白质组分,如各种M蛋白;鉴定Ig的轻链;鉴定血液和体液中的微量蛋白。

5.本周蛋白(Bence Jones protein,BJP)检测

本周蛋白是首次由Henry Bence Jones于1846年发现的一种异常尿蛋白,特点是在酸性条件下,将尿加热到60 ℃即见蛋白沉淀,在加热到100 ℃时沉淀溶解,尿又呈现透明。研究证实其本质即Ig的轻链(主要以轻链的二聚体形式存在)。检测本周蛋白的定性方法有热沉淀反应法、对甲苯磺酸法(Cohen法)和免疫固定电泳。定量方法可用速率散射比浊法和ELISA。

(三)临床意义

1.多发性骨髓瘤(MM)

占M蛋白血症的35%～65%,其中IgG类占50%左右,IgA类占25%左右,轻链病占10%～20%,IgD类占0.7%～5.7%(平均为1.6%),IgE类罕见。

2.Waldenstrom巨球蛋白血症

占M蛋白血症的9%～14%,以分泌IgM蛋白的淋巴样浆细胞恶性增生为特征。

3.重链病

重链病是一类淋巴细胞和浆细胞的恶性肿瘤或为淋巴样浆细胞的恶性肿瘤,不同于多发性骨髓瘤,也有异于淋巴细胞瘤,而是一种原因不明、合成免疫球蛋白障碍或重链的部分缺失,也可能组装障碍,细胞内只合成不完整片段的一种特种类型。M蛋白为免疫球蛋白的Fc段,已发现α、γ、μ和δ重链病。

4.轻链病

相对少见,与多数M蛋白血症发病年龄不同的是此病多见于青壮年。血中各免疫球蛋白含量均见减低或正常。血清和尿液均可在β区(多在β_2区)出现M成分。半数以上患者有严重蛋白尿,每天＞2.0 g,BJP阳性,多数0.2 g/d,且属于κ或λ某一型。

5.半分子病

M蛋白由 Ig 的一条重链和一条轻链构成。现已发现 IgA 类与 IgG 类半分子病。此病临床表现和多发性骨髓瘤相同,唯一不同的是尿中出现的 M 蛋白皆为小分子。

6.7S IgM 病(Solomen-Kunkel 病)

M蛋白为 IgM 单体。

7.双 M 蛋白血症

(1)约占 M 蛋白血症的 1‰,其特征为电泳时,在 $\gamma \sim \alpha_2$ 范围内出现 2 条浓密区带。当用光密度计扫描时可呈现 2 个典型的基底窄、峰形尖锐的蛋白峰;以多发性骨髓瘤和巨球蛋白血症最为多见,也见于粒细胞性白血病、肝病和其他恶性肿瘤。

(2)良性 M 蛋白血症是指有些患者或正常人,在血清中出现一个或几个高浓度的 M 蛋白,但无临床上的相应表现,长期随访也无多发性骨髓瘤或巨球蛋白血症的证据;发生率与年龄有明显关系,多见于老年人,有人指出,20 岁以上的健康供血员检出 M 蛋白者占 0.1‰～0.3‰,70 岁以上健康人升至 3‰,95 岁以上健康人则接近 20‰;良性 M 蛋白血症与多发性骨髓瘤的早期很难区别,但骨 X 线检查一般无溶骨性改变;骨髓穿刺检查,浆细胞或淋巴样细胞一般<5%(多发性骨髓瘤常>20%)。良性 M 蛋白血症中一部分人在若干年后可表现出典型的恶性 M 蛋白血症的特征,因此,对于有良性 M 蛋白血症的人来说,最重要的是长期随访。

第二节 补体检验

一、概述

补体是存在于人和脊椎动物体液中的一组具有酶原活性的糖蛋白。补体系统由 30 多种蛋白和细胞受体组成。世界卫生组织委员会于 1968 年和 1981 年先后对补体各成分的命名作出了统一的规定。即以 C 代表补体;Cn 代表某种单个成分,如 C1～C9;Cn 为活化的补体成分,有酶活性或其他生物学活性;Cn 后加小写的英文字母(a、b、c、d)表示补体活化过程中形成的新生片段,如 C3a、C3b

等;Cni 则表示未活化的补体成分。补体旁路活化途径除 C3 外的各成分,均用大写英文字母,如 B 因子、D 因子等表示。这些蛋白活化后形成的片段则以小写字母表示。一般较小的片段用"a",较大的用"b",如 Ba,Bb。活性丧失,但其肽链结构未发生变化的成分,则在该成分后加"i",如 Bbi。某种成分因肽链被水解而丧失活性,但未产生新的片段,则在前冠以"i",如 iC3b。对于补体受体,则以其结合对象来命名,如 C1rR、C5aR 等,对 C3 片段的受体则用 CR 1~5 表示。

补体的大多数成分由肝脏实质细胞和单核、巨噬细胞合成,内皮细胞、肠道上皮细胞及肾小球细胞等也可少量合成。人血清中的补体总含量占血清总蛋白的 5%~6%,个体血清补体水平一般不因免疫而有较大波动,只是在某些疾病状态下才有变化。

不同成分的补体分子量差别较大,电泳迁移率亦不同,多数分布于 β 区,少部分位于 α 区和 γ 区。补体多种成分均不耐热,0~10 ℃中活性仅可保存 3~4 天,51 ℃持续 35 分钟,55 ℃持续 12 分钟,61 ℃持续 2 分钟可被灭活。强烈振荡、酸、碱、醇、醚、氯仿、胆盐、紫外线或 α 粒子照射等因素均可使补体失活。体外实验时常用动物血清作为补体的来源,豚鼠血清中补体各成分含量最为丰富,溶血能力最强,又易获得,因此,最常用于溶血性实验。

补体系统主要通过 3 类功能成分表达生物学活性和自我调控反应,即参与补体级联反应的各种固有成分、补体调控分子及补体受体等。生理情况下,循环中的补体成分均以非活化的酶前体形式存在,在遇相应激活物质刺激后,补体系统可通过传统途径、旁路途径和凝集素途径活化,在活化的级联反应中发挥各种生物学效应。补体的主要作用方式有:①溶解靶细胞,包括血细胞、肿瘤细胞、细菌和包膜病毒等;②介导调理吞噬,补体裂解片段被覆于细胞或外来颗粒性抗原上,与吞噬细胞表面的相应受体结合,促进吞噬作用;③调节炎症和免疫反应,如趋化炎性细胞、免疫黏附等作用;④有利于调节细胞的生物学活性,补体结合至细胞可引起细胞活化乃至分化,结合抗原则有利于其与细胞上的相应抗原受体结合,呈递抗原。补体的这些作用在体内具有两面性,既参与免疫防御、免疫调控等正常免疫反应,也参与对组织的免疫病理损伤。补体成分如 C2、C4、C3、C6、Bf 等存在着高度的遗传多态性,且几乎所有的补体蛋白都可能发生遗传缺陷。因此检测体内补体成分的活性及含量,了解补体系统的变化状况,有助于对临床多种疾病的诊断、鉴别、治疗及发病机制的研究。

二、检测方法

检测补体的方法主要包括对补体活性的测定和补体成分的测定。活性测定可反映补体功能,通常用 50% 溶血法测定血清中补体通过经典途径活化和旁路激活途径活化的程度。补体各成分的定量测定多用免疫化学法,如比浊法、琼脂单向扩散试验、火箭电泳法或交叉免疫电泳法等。亦可用化学发光法或间接免疫荧光法和流式细胞仪检测 C1 酯酶抑制物活性(C1-INH)或细胞膜补体受体等。

(一)补体经典活化途径

1.总补体溶血活性(CH_{50})测定

(1)原理:特异性抗体致敏绵羊红细胞(S 红细胞)形成的复合物,能激活血清中的补体 C1,引起补体成分的级联反应,使 S 红细胞发生溶血,根据溶血程度可判定补体总活性。当红细胞和溶血素量一定时,在限定的反应时间内,溶血程度与补体量及活性呈正相关,但非直线关系而是 S 形曲线关系,在接近 50% 溶血(CH_{50})时,二者之间近似直线关系,故以 50% 溶血作为最敏感的判定终点,称为 50% 溶血试验,即 CH_{50}(50% complement hemolysis)。以引起 50% 溶血所需的最小补体量为一个 CH_{50}U,可计算出待测血清中总的补体溶血活性。此法检测的溶血率与补体多个成分的含量和功能有关,C1~C8(此试验中,溶解绵羊红细胞不需要 C9 参与)任何一个成分缺陷均可使 CH_{50} 降低。但单个补体成分的含量波动可能对试验结果影响不明显。

(2)方法:将新鲜待测血清作系列不同浓度稀释后,各管定量加最适浓度溶血素致敏的绵羊红细胞悬液,温育后,用光电比色计测定各管的吸光度(A)值,以代表溶血时所释放的血红蛋白量($A_{541\,nm}$),取与 50% 溶血的标准管相近的二管读取 A 值,以最接近 50% 溶血标准管的一管,计算 50% 溶血的总补体活性值。

补体的 CH_{50} 正常参考值应根据各实验室应用的方法检测一定数量健康人后确定。一般正常人为(170±70)U/mL。

2.微量 CH_{50} 测定

(1)原理:与上述试管法同,操作较简便快速。

(2)方法:在微量血凝反应板上操作,将待测血清连续双倍稀释后加入致敏 S 红细胞,与对照孔红细胞沉积圆点比较,以引起致敏 S 红细胞发生 50% 溶血孔(此时检测孔红细胞沉积圆点与对照孔大小相同)作为终点,依此判定待测血清中补体效价。

正常参考值:1∶(4~32)。

3.临床意义

CH_{50} 异常可见于临床多种疾病。通常以活性下降临床意义较大。CH_{50} 降低且伴补体 C4 含量下降、C3 水平正常或下降时,多反映补体以传统途径活化异常为主的疾病,如系统性红斑狼疮、血清病、遗传性血管神经性水肿、弥散性血管内凝血、获得性 C1-INH 缺陷、急性病毒性肝炎早期、冷球蛋白血症、皮肤血管炎、疟疾、登革热、自身免疫性溶血性贫血等。若 CH_{50} 降低,C3 亦降低,C4 正常,则该疾病的补体活化以旁路途径为主,如膜增殖性肾小球肾炎、急性肾小球肾炎、内毒素性休克等。CH_{50} 增高常见于风湿热、Reiter 综合征、银屑病关节炎、皮肌炎、结节性动脉周围炎、全身性硬化症(PSS)、白塞病、结节病、盘状红斑狼疮以及急、慢性感染等。

(二)补体旁路途径溶血活性的测定($AP-H_{50}$)

1.原理

利用未致敏的家兔红细胞(RE)具有激活 B 因子,引起补体旁路途径(AP)活化的特点。试验先用乙二醇双(α-氨基乙基)醚四乙酸(ethylene glycol bis-amino tetracetate,EGTA)螯合待检样本中的 Ca^{2+},封闭 C1 的作用,避免补体经传统途径活化。RE 激活 B 因子引起 AP 活化,导致兔红细胞损伤而发生溶血。此试验是反映参与补体旁路途径活化的成分,即补体 C3、D 因子、B 因子、P 因子以及 C5~C9 活性的一项较简便的方法。

2.方法

与 CH_{50} 方法类似。结果以引起 50% 溶血所需的最小补体量为一个 $AP-H_{50}$ U,可计算出待测血清中补体旁路途径溶血活性。

正常参考值:(22 ± 3.0) U/mL。

3.临床意义

$AP-H_{50}$ 测定对非特异性感染的免疫功能及自身免疫性病理损伤的观察与分析具有重要意义。某些类型的慢性肾小球肾炎、肾病综合征、肿瘤、感染、某些自身免疫病等时 $AP-H_{50}$ 活性可显著增高,而肝硬化、慢性活动性肝炎、急性肾炎则明显降低。

(三)单个补体成分测定

人类补体系统中补体蛋白的遗传缺陷或获得性缺陷,与临床多种疾病密切相关。根据检测方法和临床应用,世界卫生组织(WHO)和国际免疫学会报告,30 多种补体成分中通常需检测的主要是 C3、C4、C1q、B 因子和 C1 酯酶抑制物等成分。

1.补体 C3 测定

(1)概述:C3 是一种 β_1 球蛋白,沉降系数 9.5S,分子量为 180 000,含糖量约占 2.2%,是补体系统中血清含量最丰富的成分,在补体活化的传统途径、旁路途径和凝集素途径中均起关键作用。C3 主要由肝实质细胞合成并分泌,少量由巨噬细胞和单核细胞合成。完整的 C3 分子不具有生物学活性,由 α 和 β 两条多肽链构成。α 链含 998 个氨基酸残基,分子量 110 000;β 链含 669 个氨基酸残基,分子量 70 000。两条链由多个二硫键连接,呈平行排列。

C3 可被不同的补体活化途径形成的 C3 转化酶作用而活化。传统途径(CP)的 C3 转化酶是由抗原抗体复合物激活的,作用于 C4、C2 形成。旁路途径(AP)的 C3 转化酶有两种,起初由激活物结合 C3b(C3 生理性少量自发裂解或在传统途径中裂解产生的 C3b)开始,当 C3b 与 B 因子(Bf)结合并被活化的 D 因子(Df)分解 Bf 成 Bb、Ba 时,由此形成初期的 C3 转化酶 C3bBb。这种转化酶不稳定,当与 P 因子结合后,可形成较稳定的具有正反馈环扩大作用的 C3 转化酶,这种转化酶能裂解 C3 产生更多的 C3b。凝集素途径中(LP,参见甘露糖结合凝集素),甘露糖结合凝集素(MBL)活化 C3 与 MBL 相关丝氨酸蛋白酶(MASPs)1、2 和 3 组成的功能性复合物作用有关。MASP2 具有补体经典途径的 C1 酯酶活性,对裂解 C4 起作用。甘露糖配体-MBLMASP-2 构成的复合物(无须MASP-1)能活化 C4、C2,形成 C3 转化酶;而有 MASP-1 连接的复合物,则可直接裂解 C3,产生 C3b 片段激活补体替代途径。C3 经活化后,多种功能即由各种裂解的片段表现出来。

(2)方法:测定 C3 含量的常用方法主要有单向免疫扩散法和免疫比浊法,亦可用 ELISA 法。免疫比浊法又分散射比浊法和透射比浊法两类,两类中又都分终点法和速率法 2 种。人血清中 C3 正常参考值为(1.14±0.54)g/L。

2.补体 C4 测定

(1)概述:C4 是参与补体传统途径活化的成分,分子量为 200 000。C4 分子由 3 条肽链以二硫键相连,分子量分别为 93 000(α 链),78 000(β 链)和 33 000(γ 链)。C4 合成于肝细胞和巨噬细胞中,先呈单链结构合成,后经两次细胞内蛋白酶解形成含 3 个亚基的分泌型 C4(C4^s),分泌于细胞外,经再一次酶解后成为血浆型 C4(C4^p)。C4^s 和 C4^p 溶血活性相等,易被调节酶 C4 结合蛋白(C4bp)和因子 I,即 C3b 灭活剂 C$_3$b(INA)降解。传统途径活化时,C4 被 C1s 在 α 链处裂解出一小片段 C4a 和较大片段 C4b(含 β 链、γ 链和大部分 α 链)。C4a 为一弱过敏毒素,对 pH、热、高浓度盐有较大耐受性。C4b 的大部分以无活性形式游离于液相中,小部分亚稳肽 C4b 则以共价键与靶细胞膜受体结合,并与活化的 C2a 结合形成 C3 转化酶,继续补体的级联反应。C4 在激活补体,促进吞噬,防止免疫复合物沉淀和中和病毒等方面发挥作用。

(2)方法:测定 C4 含量的方法同 C3 含量的测定。人血清中 C4 正常参考值为(0.4±0.2)g/L。

3.C1q 测定

(1)概述:C1q 是补体 C1 的组成成分,电泳位置在 γ 区带。循环中的 C1 为大分子蛋白复合体,由 5 个亚单位组成,即 1 个 C1q,2 个 C1r 和 2 个 C1s。其中 C1q 起识别作用,C1r 和 C1s 具备催化功能。

C1q 分子量为 410 000,有 18 条多肽链通过二硫键相连接。每 3 条多肽链为一个亚单位,构成螺旋状,形成似 6 个球形体组成的花冠样结构。C1q 的头部能够直接结合 Ig 的 Fc 段,与 IgG 和 IgM 的结合分别在 CH2 和 CH3 区。C1q 启动补体系统活化时必须结合两个以上的 Fc,因此,不同类 Ig 抗体导致的补体活化程度有所差别。IgM 类抗体同时有 5 个 Fc 段可供 C1q 结合,一个与抗原结合的 IgM 分子即可启动补体的传统活化途径。而 IgG 类抗体浓度需达到 $10^2 \sim 10^3$,才能引起 C1q 作用。

(2)方法:测定 C1q 含量,可用单向免疫扩散法、免疫比浊法和 ELISA 法等。人血清中 C1q 含量 5 岁前随年龄递增,5 岁后达成人水平,约为 0.15 g/L。

4.B 因子测定

(1)概述:B 因子是参与补体旁路途径活化的主要成分,是一种不耐热的 β 球蛋白,50 ℃ 持续 30 分钟即可失活。在旁路活化途径中,B 因子被 D 因子裂解成 2 个分子量为 60 000 和 33 000 的 Bb 和 Ba 片段,Bb 与 C3b 结合构成旁路途径的 C3 转化酶和 C5 转化酶。Ba 可抑制 B 细胞增殖。

(2)方法:检测 B 因子的含量可采用单向免疫扩散法、免疫比浊法、火箭免疫电泳法等方法。正常人血清中 B 因子含量参考值为 0.20 g/L。

5.补体成分测定的临床意义

补体成分异常分先天性和获得性两类。

(1)补体遗传缺陷:大多数补体成分均可能发生遗传缺陷。C1-INH 缺陷可导致遗传性血管神经性水肿。C1～C9 及其他成分的缺陷与自身免疫病及反复感染等疾病有关。

(2)获得性补体异常。①高补体血症:多数补体成分尤其是 C3、C4、B 因子和 C1-INH 等在机体急性期反应时可增高,急性炎症、组织损伤如风湿热急性期、结节性动脉周围炎、皮肌炎、心肌梗死、伤寒、痛风、赖特综合征和各种类型的多关节炎,非感染性慢性炎症状态如类风湿关节炎、妊娠时,补体成分含量可高于正常时的 2~3 倍。②低补体血症：免疫复合物导致的补体消耗增多，系统性红斑狼疮、药物性红斑狼疮、肾脏疾病如Ⅰ型、Ⅱ型膜增殖性肾小球肾炎、感染后肾小球肾炎、慢性活动性肾小球肾炎、荨麻疹性脉管炎综合征、类风湿关节炎、冷球蛋白血症、遗传性免疫球蛋白缺乏、突眼性甲状腺肿、甲状腺炎、肝脏疾病、回-空肠吻合、恶性肿瘤化疗、艾滋病、多发性骨髓瘤等；应注意有些免疫复合物引起的肾病很少甚至没有补体下降，如过敏性紫癜中的肾小球病、IgA 肾小球病、C1q 肾小球病、膜性肾病（原发性、药物性或恶性肿瘤引起）以及脑出血-肾炎综合征；合成不足，急、慢性肝炎、肝硬化或肝癌、严重营养不良等；大量丧失：大出血、大面积烧伤及肾病综合征等。

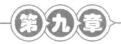

细菌学检验

第一节　细菌形态学检验

细菌的形态学检查是细菌检验中极为重要的基本方法之一,包括不染色标本检查法和染色标本检查法,显微镜是观察细菌形态所必备的基本工具。

镜检不仅可以迅速了解标本中有无细菌及大致的菌量,而且根据细菌形态、结构和染色性有助于对病原菌的初步识别和分类,为进一步做生化反应、血清学鉴定提供依据。对某些细菌,如痰中的抗酸杆菌和脑脊液中的脑膜炎奈瑟菌等,通过形态学检查可得到初步诊断,对临床早期诊断和治疗疾病有一定的参考意义。

一、显微镜

在细菌的形态学检查中以光学显微镜为常用,借助显微镜放大至 1 000 倍左右可以观察到细菌的一般形态和结构,至于细菌内部的超微结构,则需经电子显微镜放大数万倍以上才能看清。检查细菌常用的显微镜有以下几种。

(一)普通光学显微镜

普通光学显微镜通常以自然光或灯光为光源,其波长约 0.5 μm。在最佳条件下,显微镜的最大分辨率为波长的一半,即 0.25 μm,而肉眼所能看到的最小形象为 0.2 mm,故在普通光学显微镜下用油镜放大 1 000 倍,可将 0.25 μm 的微粒放大到 0.25 mm,肉眼便可以看清,一般细菌>0.25 μm,故用普通光学显微镜均能清楚看到。

(二)暗视野显微镜

暗视野显微镜是用特制的暗视野集光器代替普通光学显微镜上的明视野集

光器,由于暗视野集光器的中央为不透光的遮光板,光线不能直接射入镜筒,故背景视野黑暗无光,而从集光器四周边缘斜射到标本部位的光线,经菌体散射后而进入物镜。故在强光的照射下,可以在黑暗的背景中看到发亮的菌体,犹如夜空中的明亮星星,明暗反差提高了观察的效果,多用于检查不染色的活细菌和螺旋体的形态及运动观察。

(三)相差显微镜

在进行未染色标本检查时,由于细菌的折旋光性与周围环境的折旋光性相近,明暗对比不明显,在普通光学显微镜下不易看清,用暗视野显微镜只能看到发亮的菌体轮廓,看不清内部结构。而相差显微镜依据光波穿过标本中密度不同的部位时,引起光相差异的原理,利用相差板的光栅作用,改变直射光的光相和振幅,将光相的差异转换成光的强度的差异,使细菌中的某部分结构比其他部分深暗,衬托出鲜明的对比。本法主要用于检查不染色活细菌的形态及某些内部结构。

(四)荧光显微镜

荧光显微镜以紫外光或蓝紫光为光源,能激发荧光物质发光使之成为可见光。细菌经荧光色素染色后,置于荧光显微镜下,即可激发荧光,因此在暗色的背景下可以看到发射荧光的细菌。由于紫外光与蓝紫光的波长较短(0.3～0.4 μm),故分辨率得到进一步提高。荧光显微镜还广泛应用于免疫荧光技术中。

(五)电子显微镜

电子显微镜以电子流代替光源,其波长极短(约为 0.005 nm),分辨能力大大提高,电磁圈代替普通显微镜的光学放大系统,放大倍数可达数万至数十万倍,能分辨 1 nm 的物体,细菌的表面形态和内部超微结构均能清楚地显现。

电子显微镜有透射电子显微镜和扫描电子显微镜。前者适于观察细菌内部的超微结构,后者适于对细菌表面结构及附件的观察。用电子显微镜观察,标本需经特殊制片,在干燥真空的状态下检查,而不能观察到活的微生物。

二、不染色细菌标本的检查

细菌不经染色直接镜检,主要用于检查生活状态下细菌的动力及运动状况。常用的方法有压滴法和悬滴法,以普通光学显微镜观察。细菌如有动力,可看到细菌自一处移至另一处,有明显的方向性位移;细菌如无动力,受水分子撞击细菌呈现布朗运动,只在原地颤动而无位置的改变。如用暗视野显微镜或相差显微镜观察,则效果更好。

在临床上,有时通过不染色标本的动力检查可对某些病原菌做出初步鉴定。如疑似霍乱患者,取其水样便,制成悬滴标本或压滴标本,高倍镜或暗视野下观察细菌动力,若见来回穿梭似流星状运动的细菌,同法重新制备另一标本并加入O1群霍乱弧菌诊断血清,如果原运动活泼的现象停止(为制动试验阳性),可初步推断为"疑似O1群霍乱弧菌",除细菌标本外,螺旋体由于不易着色并有形态特征,故多用不染色标本做暗视野显微镜检查。

三、细菌染色标本的检查

细菌染色标本在普通光学显微镜下可以观察细菌的形态、大小、排列、染色性、特殊结构(芽孢、荚膜、鞭毛)、异染颗粒等。

因为在接近中性的环境中细菌都带有负电荷,易与带正电荷的碱性染料结合,故常用碱性苯胺染料如亚甲蓝、结晶紫、碱性复红等染色细菌。

细菌标本经染色后,除能清楚看到细菌的形态、大小、排列方式外,还可根据染色反应将细菌进行分类,因此染色标本的检查在细菌的鉴定中应用最广,具非常重要的作用。

细菌染色的基本程序:涂片(干燥)→固定→染色(媒染)→脱色→复染。

(一)常用染料

用于细菌染色的染料,多为人工合成的含苯环的有机化合物,在其苯环上带有色基与助色基。带有色基的苯环化合物——色原,虽然本身带色,但与被染物无亲和力而不能使之着色,助色基并不显色,但它本身能解离,解离后的染料可以与被染物结合生成盐类,使之着色。根据助色基解离后的带电情况,可将染料分为碱性和酸性两大类。此外,还有复合染料。

1.碱性染料

电离后显色离子带正电荷,易与带负电荷的被染物结合。由于细菌的等电点在 pH 为 2～5,在碱性、中性、弱酸性的环境中细菌均带负电荷,易与带正电荷的染料结合而着色。常用的染料有碱性复红、结晶紫、亚甲蓝等。

2.酸性染料

电离后显色离子带负电荷,易与带正电荷的被染物结合。一般情况下细菌都带有负电荷故不易着色。如果降低菌液的 pH 使细菌带正电荷,则可被染色。酸性染料通常用来染细胞质,而很少用于细菌的染色。常用的酸性染料有伊红、刚果红等。

3.复合染料

中性染料及荧光染料复合染料是碱性染料和酸性染料的复合物,如瑞氏染料(伊红、亚甲蓝)、吉姆萨染料(伊红、天青)等;荧光染料如荧光标记的抗体,荧光素常用异硫氢基荧光素。这些染色常用于某些特殊的染色技术中。

(二)常用的染色方法

在细菌感染标本的检查中,临床上常用的染色方法有革兰氏染色、抗酸染色和荧光染色。

1.单染色法

用一种染料将细菌和周围物体染成同一种颜色,称为单染色法。如吕氏亚甲蓝或稀释复红染色法。细菌经单染色法处理后,可观察其形态、排列、大小及简单的结构,但不能显示各种细菌染色性的差异。

2.复染色法

用两种或两种以上的染料染色的方法,称为复染色法或鉴别染色法。常用的有革兰氏染色法和抗酸染色法。

(1)革兰氏染色:本法是细菌学中最经典、最常用的染色方法。除粪便、血液等极少数标本外,绝大多数标本在分离培养之前都要进行革兰氏染色、镜检。通过革兰氏染色将所有细菌分为革兰氏阳性菌和革兰氏阴性菌两大类,可初步识别细菌,缩小范围,有助于进一步鉴定。甚至有时结合细菌特殊形态结构及排列方式,对病原菌可进行初步鉴定,如脑脊髓膜炎患者,取其脑脊液涂片、革兰氏染色、镜检,如检出革兰氏阴性、肾形、凹面相对的双球菌,位于细胞内或细胞外,可报告"找到革兰氏阴性双球菌,形似脑膜炎奈瑟菌";如检出革兰氏阳性、菌体周围有明显荚膜的双球菌,可报告"找到革兰氏阳性双球菌,形似肺炎链球菌"。其结果为临床早期诊断及治疗提供了依据。

革兰氏染色除用以鉴定细菌外,病原菌革兰氏染色特性可为临床选择用药提供参考,帮助临床制订有针对性的治疗方案。因为革兰氏阳性菌与革兰氏阴性菌对一些抗生素表现出不同的敏感性,且其致病物质(前者产生外毒素而后者多产生内毒素)及其作用机理不同。

(2)抗酸染色:抗酸染色也可将细菌分为两大类,即抗酸性细菌和非抗酸性细菌。因为临床上绝大多数病原菌为非抗酸性细菌,所以抗酸染色不作为临床上常规的细菌检查项目,只针对性用于结核、麻风等的细菌检查。疑似结核分枝杆菌感染的标本,经抗酸染色后以油镜检查,即可做出初步鉴定。将有肺结核症状患者的痰标本,制成涂片后,做萋-纳染色镜检,根据所见结果即可报告"找到

（未找到）抗酸菌"。再如有肾感染症状的患者,取其尿标本,经离心沉淀后作涂片,行萋-纳及潘本汉抗酸染色,如两张涂片均查见红色抗酸杆菌,可报告为"找到抗酸杆菌"。对临床疾病的诊断和治疗具有重要参考价值。

（3）荧光染色:荧光染色法敏感性强,效率高而且容易观察结果,在临床细菌鉴定中有很大的实用价值。主要用于结核分枝杆菌、麻风分枝杆菌、白喉棒状杆菌及痢疾志贺菌等的检测。如痰标本涂片、固定,用荧光染料金胺 O 法(也称金胺 O-罗丹明 B 法)染色,以荧光显微镜检查,在暗背景中可观察到呈金黄色荧光的菌球。

除以上所述染色方法外,用于细菌鉴定的还有鞭毛染色、异染颗粒染色等。鞭毛染色后于显微镜下可观察到菌体上有无鞭毛、鞭毛的位置及数量,在细菌鉴定中,特别是非发酵菌的鉴定中很重要。疑为白喉棒状杆菌感染,进行涂片检查,除证实为革兰氏阳性典型棒状杆菌外,还须用异染颗粒染色法,镜检异染颗粒,方可初步报告"检出形似白喉棒状杆菌",为临床早期诊断提供依据。

第二节　肠杆菌科检验

一、概述和通性

肠杆菌科是由多个菌属组成,其生物学性状相似,均为革兰氏阴性杆菌。这些细菌常寄居在人和动物的消化道并随粪便等排泄物排出体外,广泛分布于水和土壤中。大多数肠道杆菌属于正常菌群。当机体免疫力降低或侵入肠道外组织时成为条件致病菌而引起疾病。其中包括常引起腹泻和肠道感染的细菌(埃希菌属、志贺菌属、沙门菌属、耶尔森菌属)和常导致院内感染的细菌(枸橼酸杆菌属、克雷伯菌属、肠杆菌属、多源菌属、沙雷菌属、变形杆菌属、普罗威登菌属和摩根菌属),以及一些在一定条件下偶可引起临床感染的细菌。

（一）分类

肠杆菌科细菌的种类繁多。主要根据细菌的形态、生化反应、抗原性质以及核酸相关性进行分类。根据《伯杰系统细菌学手册》(1984 年)将肠杆菌科的细菌分为 20 个属即埃希菌属、志贺菌属、沙门菌属、枸橼酸杆菌属、克雷伯菌属、肠杆菌属、沙雷菌属、哈夫尼亚菌属、爱德华菌属、普罗威登斯菌属、变形杆菌属、摩根菌属、耶尔森菌属等。

(二)生物学特性

1.形态与染色

肠杆菌科的细菌均为革兰氏阴性杆菌,其菌体大小为$(1.0\sim6.0)\mu m\times(0.3\sim1.0)\mu m$。多数有周鞭毛,能运动,少数菌属如志贺菌属和克雷伯菌属无鞭毛,无运动能力。均不形成芽孢,少数菌属细菌可形成荚膜。

2.培养和生化反应

需氧或兼性厌氧,营养要求不高,在普通琼脂培养基和麦康凯培养基上均能生长并形成中等大小的菌落,表面光滑,液体培养基中呈浑浊生长。发酵葡萄糖产酸、产气,触酶阳性,除少数菌外,氧化酶阴性。硝酸盐还原为亚硝酸盐,但欧文菌属和耶尔森菌属的某些菌株例外。

3.抗原构造

肠杆菌科细菌的抗原构造复杂。包括菌体(O)抗原,鞭毛(H)抗原和表面抗原(如 Vi 抗原、K 抗原)3 种。O 抗原和 H 抗原是肠杆菌科血清学分群和分型的依据。表面抗原为包绕在 O 抗原外的不耐热的多糖抗原,可阻断 O 抗原与相应抗体之间的反应,加热处理能破坏其阻断作用。

4.变异

包括菌落 S~R 变异和鞭毛 H~O 变异。肠道杆菌易出现变异菌株。表现为耐药性或生化反应性质的改变。肠道杆菌易变异在细菌学诊断、治疗方面具有重要意义。

5.抵抗力不强

加热 60 ℃,30 分钟即被杀死。不耐干燥,对一般化学消毒剂敏感。对低温有耐受力,能耐胆盐。

6.肠杆菌科的初步分类

可根据苯丙氨酸脱氨酶试验和葡萄糖酸盐试验(也可用 V-P 试验)将肠杆菌科初步分为三大类(表 9-1)。

表 9-1　肠杆菌的初步分类

菌属名	苯丙氨酸脱氨酶试验	葡萄糖酸盐试验
变形杆菌属	＋	－
普罗维登斯菌属	＋	－
摩根菌属	＋	－

续表

菌属名	苯丙氨酸脱氨酶试验	葡萄糖酸盐试验
克雷伯菌属	－	＋
肠杆菌属	－	＋
沙雷菌属	－	＋
哈夫尼亚菌属	－	＋
埃希菌属	－	－
志贺菌属	－	－
沙门菌属	－	－
枸橼酸菌属	－	－
爱德华菌属	－	－
耶尔森菌属	－	－

（三）致病性

肠杆菌科细菌种类多，可引起多种疾病。

1.伤寒和副伤寒

由伤寒沙门菌和副伤寒沙门菌引起。

2.食物中毒

由部分沙门菌（如丙型副伤寒沙门菌、鼠伤寒沙门菌）或变形杆菌引起。

3.细菌性痢疾

由志贺菌引起。

4.其他感染

由大肠埃希菌、变形杆菌及克雷伯菌等条件致病菌可引起泌尿生殖道、伤口等部位的感染。

（四）微生物学检验

1.分离培养

将粪便或肛拭标本立即接种在肠道菌选择培养基上或先增菌后再分离；血、尿或脓汁等其他标本原则上不使用选择培养基。分离纯菌后，根据菌落特点，结合革兰氏染色及氧化酶反应结果做进一步鉴定。

2.鉴定

（1）初步鉴定。原则：①确定肠杆菌科的细菌，应采用葡萄糖氧化-发酵试验及氧化酶试验与弧菌科和非发酵菌加以鉴别；②肠杆菌科细菌的分群，多采用苯丙氨酸脱氨酶和葡萄糖酸盐试验,将肠杆菌科的细菌分为苯丙氨酸脱氨酶阳性、葡萄糖酸盐利用试验阳性和两者均为阴性反应 3 个类群;③选择生化反应进行属种鉴别。

有很多临床实验室习惯将选择培养基或鉴别培养基上的可疑菌落分别接种克氏双糖铁琼脂(KIA)和尿素-靛基质-动力(MIU)复合培养基管中,并根据其六项反应结果,将细菌初步定属。

(2)最后鉴定。肠杆菌科各属细菌的最后鉴定是根据生化反应的结果定属、种,或再用诊断血清做凝集反应才能做出最后判断。

二、埃希菌属

埃希菌属包括 5 个种,即大肠埃希菌、蟑螂埃希菌、弗格森埃希菌、赫尔曼埃希菌和伤口埃希菌。临床最常见的是大肠埃希菌。

大肠埃希菌俗称大肠杆菌,是人类和动物肠道正常菌群。

(一)所致疾病

1.肠道外感染

以泌尿系统感染常见,高位严重尿道感染与特殊血清型大肠埃希菌有关。还有菌血症、胆囊炎、腹腔脓肿。

2.肠道感染

引起肠道感染的大肠埃希菌有下列 5 个病原群。

(1)肠产毒性大肠埃希菌(ETEC):引起霍乱样肠毒素腹泻(水泻)。

(2)肠致病性大肠埃希菌(EPEC):主要引起婴儿腹泻。

(3)肠侵袭性大肠埃希菌(EIEC):可侵入结肠黏膜上皮,引起志贺样腹泻(黏液脓血便)。

(4)肠出血性大肠埃希菌(EHEC):又称产志贺样毒素(VT)大肠埃希菌(SLTEC 或 UTEC),其中 O157:H7 可引起出血性大肠炎和溶血性尿毒综合征(HUS)。临床特征为严重的腹痛、痉挛,反复出血性腹泻,伴发热、呕吐等。严重者可发展为急性肾衰竭。

(5)肠黏附性大肠埃希菌(EAggEC):也是新近报道的一种能引起腹泻的大肠埃希菌。

3.CDC 将大肠埃希菌 O157:H7 列为常规检测项目

EHEC 的血清型＞50 种,最具代表性的是 O157:H7。在北美许多地区,O157:H7 占肠道分离病原菌的第二或第三位,是从血便中分离到的最常见的病原菌,分离率占血便的 40％,6～8 月份 O157：H7 感染的发生率最高。且 O157 是 4 岁以下儿童急性肾衰竭的主要病原菌,所以 CDC 提出应将大肠埃希菌 O157：H7 列为常规检测项目。

(二)微生物学检验

1.标本采集

肠道感染可采集粪便;肠道外感染可根据临床感染情况采集中段尿液、血液、脓汁、胆汁、脑脊液、痰、分泌液等。

2.检验方法及鉴定

(1)涂片与镜检:脓汁及增菌培养物发现单一革兰氏阴性杆菌,可初步报告染色、形态、性状供临床用药参考。

(2)分离培养:粪便标本可用弱选择鉴别培养基进行分离,脓汁等可用血平板分离,取可疑菌落进行形态观察及生化反应。

(3)鉴定。①初步鉴定:根据菌落特征,涂片染色的菌形及染色反应,取纯培养物进行生化反应,凡符合 KIA：A/A 或 K/A、产气或不产气、H_2S-,MIU：动力＋或－、吲哚＋、脲酶－,甲基红＋,硝酸盐还原＋,VP－,氧化酶－,枸橼酸盐－,可鉴定为大肠埃希菌。②最后鉴定:一般常规检验做到上述初步鉴定即可,必要时可做系列生化反应最后鉴定,其中主要的鉴定试验为:氧化酶阴性、发酵葡萄糖产酸产气或只产酸、发酵乳糖产酸产气或迟缓发酵产酸、不发酵肌醇、IMViC 反应为＋＋－－(占 94.6％)、脲酶阴性、H_2S 阴性、苯丙氨酸脱氨酶阴性、硝酸盐还原阳性、动力多数阳性。③某些大肠埃希菌,尤其是无动力的不发酵乳糖株,应与志贺菌相鉴别,两者的主要鉴别试验可用醋酸钠和葡萄糖铵利用试验及黏质酸盐产酸 3 种试验,大肠埃希菌均为阳性,而志贺菌均为阴性;肠道内感染还需做血清分型、毒素测定或毒力试验;食物、饮料、水等卫生细菌学检查,主要进行大肠菌群指数检测。④血清学鉴定。

三、志贺菌属

志贺菌属是人类细菌性痢疾最常见的病原菌,通称痢疾杆菌。根据生化反应与血清学试验该属细菌分为痢疾、福氏、鲍氏和宋内志贺菌 4 群,CDC 分类系统(1989)将生化性状相近的 A、B、C 群归为一群,统称为 A、B、C 血清群,将鸟氨酸脱羧酶和 β-半乳糖苷酶均阳性的宋内志贺菌单列出来。我国以福氏和宋内志贺菌引起的细菌性痢疾(简称菌痢)最为常见。

(一)所致疾病

急性菌痢；中毒性菌痢；慢性菌痢。

(二)微生物学检验

1.标本采集

尽可能在发病早期及治疗前采集新鲜粪便，选择脓血便或黏液便，必要时可用肛拭子采集。

2.检验方法及鉴定

(1)分离培养：取粪便(黏液或脓血部分)或肛拭标本接种 GN 肉汤增菌及再进行分离培养。一般同时接种强弱选择性不同的两个平板。强选择鉴别培养基可用沙门菌、志贺菌选择培养基(SS)；弱选择培养基可用麦康凯或中国蓝培养基。培养 18～24 小时后选取可疑菌落进行下列鉴定。

(2)鉴定。①初步鉴定：挑选可疑菌落 3～4 个先用志贺菌属多价诊断血清做试探性玻片凝集试验。将试探性凝集试验阳性的菌落至少接种 2～3 支 KIA 和 MIU，经 35 ℃培养 18～24 小时，凡符合 KIA：K/A、产气/＋、H_2S－，MIU：动力－、吲哚＋/－、脲酶－、氧化酶－，并结合试探性玻片凝集试验阳性结果可鉴定为志贺菌属；②最后鉴定：增加甘露醇(＋/－)、蔗糖(－/＋)(宋内志贺菌迟缓阳性)、柠檬酸盐(－)、苯丙氨酸脱氨酶(－)、ONPG 及乌氨酸脱羧酶(－)(宋内志贺菌为阳性)；用志贺菌属的诊断血清做群型鉴定。A 群痢疾志贺菌，甘露醇阴性，10 个血清型。B 群福氏志贺菌，有 6 个血清型和 X、Y2 各变型。C 群鲍特志贺菌，15 个血清型。D 群宋内志贺菌，仅有一个血清型，有光滑型(S)和粗糙型(R)两种菌落。

3.与大肠埃希菌的鉴别

(1)无动力，不发酵乳糖，靛基质阴性，赖氨酸阴性。

(2)发酵糖产酸不产气(福氏志贺菌 6 型、鲍氏志贺菌 13 和 14 型、痢疾志贺菌 3 型除外)。

(3)分解黏液酸，在醋酸盐和枸橼酸盐琼脂上产碱。

4.与类志贺邻单胞菌和伤寒沙门菌的鉴别

可用动力和氧化酶试验加以鉴别，志贺菌均为阴性，而类志贺邻单胞菌为阳性。伤寒沙门菌硫化氢和动力阳性，能与沙门菌属因子血清(O 多价 A-F 群或 Vi)凝集而不与志贺菌属因子血清凝集。

(三)临床意义

致病因素为侵袭力、内毒素及外毒素(志贺菌 A 群/Ⅰ型和Ⅱ型产生志贺毒素,其有细胞毒、肠毒素、神经毒)。可引起人类细菌性痢疾,其中可分急性、慢性两种,小儿易引起急性中毒性痢疾。慢性菌痢可人与人传播,污染水和食物可引起暴发流行。

(四)防治原则

预防的主要措施是防止进食被污染的食品、饮料及水,及早发现及早积极治疗携带者。临床治疗要根据体外药敏试验结果选用抗生素及其他抗痢疾药物,保持水和电解质平衡。对于中毒性菌痢患者应采取综合性治疗措施,如升压、抗休克、抗呼吸衰竭等。

四、沙门菌属

(一)致病性

致病因素有侵袭力、内毒素和肠毒素 3 种。临床上可引起胃肠炎、肠热症、菌血症或败血症等。其中肠热症属法定传染病。

(二)微生物学检查

1.标本采集

根据不同疾病采取不同的标本进行分离与培养。肠热症的第一、二周采血液,第二、三周采粪便与尿液。整个病程中骨髓分离细菌阳性率较高。食物中毒采集食物与粪便。

2.检查方法及鉴定

(1)分离培养。①粪便:一般将粪便或肛拭直接接种于 SS 和麦康凯平板上,用两种培养基的目的是为提高标本的阳性检出率;②血液和骨髓:抽取患者血液 5 mL 或骨髓 0.5 mL,立即接种于含 0.5% 胆盐肉汤或葡萄糖肉汤5 mL 试管中进行增菌,48 小时将培养物移种到血平板和肠道鉴别培养基上,若有细菌生长取菌涂片革兰氏染色并报告结果,对增菌培养物连续培养 7 天,仍无细菌生长时,则报告阴性;③尿液:取尿液 2~3 mL 经四硫黄酸盐肉汤增菌后,再接种于肠道菌选择培养基或血平板上进行分离培养,亦可将尿液离心沉淀物分离培养。

(2)鉴定:沙门菌属的鉴定与志贺菌属相同,须根据生化反应和血清学鉴定两方面进行。①初步鉴定:如为革兰氏阴性杆菌时作氧化酶试验,阴性时,挑取可疑菌落分别移种于 KIA 和 MIU 上,并做生化反应。以沙门菌多价诊断血清做玻片凝集试验。凡符合 KIA:K/A、产气+/-、H_2S+/-,MIU:动力+、吲哚-、脲酶+,氧化酶-,触酶+,硝酸盐还原+,以沙门菌多价血清作玻片凝集试验阳性，鉴定为沙门菌属；②最后鉴定：沙门菌血清学鉴定主要借助于沙门菌 O 抗原多价血清与 O、H、Vi 抗原的单价因子血清。

（3）血清学诊断。肥达试验：用已知的伤寒沙门菌 O、H 抗原，副伤寒甲、乙 H 抗原稀释后与被检血清作定量凝集试验，以检测患者血清中抗体的含量，来判断机体是否受沙门菌感染而导致肠热症并判别沙门菌的种类。

（三）防治原则

加强饮食卫生，防止污染食品及水源经口感染，携带者的积极治疗，皮下注射死菌苗或口服减毒活菌苗是预防沙门菌属细菌传染的几个主要措施。

五、变形杆菌属、普罗威登斯菌属及摩根菌属

变形杆菌属包括 4 个种，即普通变形杆菌、奇异变形杆菌和产黏变形杆菌和潘氏变形杆菌。普罗威登斯菌属有 4 个种：产碱普罗威登斯菌、斯氏普罗威登斯菌、雷极普罗威登斯菌和潘氏普罗威登斯菌。摩根菌属只有一个种，即摩根菌。

这 3 个属的细菌为肠道寄居的正常菌群，在一定条件下能引起各种感染，也是医源性感染的重要条件致病菌。

（一）致病性

1.变形杆菌属

普通变形杆菌和奇异变形杆菌引起尿道、创伤、烧伤的感染。普通变形杆菌还可引起多种感染及食物中毒；奇异变形杆菌还可引起婴幼儿肠炎。产黏变形杆菌尚无引起人类感染的报道。本菌属细菌具 O 抗原及 H 抗原，普通变形杆菌 OX19、OX2、OXk 的菌体抗原与某些立克次体有共同抗原，这就是外-斐（Weil-Felix）反应，是用以诊断某些立克次体病的依据。

2.普罗威登斯菌属

本属菌可引起烧伤、创伤与尿道感染。

3.摩根菌属

本属细菌为医源性感染的重要病原菌之一。

（二）微生物学检验

1.标本采集

根据病情采集尿液、脓汁、伤口分泌物及婴儿粪便等。

2.检验方法及鉴定

（1）直接涂片：尿液、脑脊液、胸腔积液、腹水等离心沉淀后，取沉淀物涂片；

脓液和分泌液可直接涂片,行革兰氏染色后,观察形态及染色性。

(2)分离培养:将各类标本分别接种于血琼脂平板和麦康凯或伊红、亚甲蓝(EMB)琼脂平板,孵育 35 ℃18～24 小时后挑选菌落。为了抑制变形杆菌属菌的迁徙生长,可于血琼脂中加入苯酚或苯乙醇,使其最终浓度为 1 g/L 和 0.25%,这并不影响其他细菌的分离。变形杆菌属在血琼脂上呈迁徙生长,在肠道菌选择培养基上形成不发酵乳糖菌落,在 SS 琼脂上常为有黑色中心的菌落。

(3)鉴定:接种前述生化培养基,并做氧化酶试验,进行此 3 个属和属、种鉴定。

六、耶尔森菌属

耶尔森菌属包括 7 个种,其中鼠疫耶尔森菌、假结核耶尔森菌和小肠结肠炎耶尔森菌与人类致病有关。

(一)鼠疫耶尔森菌

1.致病性

鼠疫耶尔森菌俗称鼠疫杆菌,是烈性传染病鼠疫的病原菌。鼠疫是自然疫源性传染病,通过直接接触染疫动物或节肢动物叮咬而感染。临床常见腺鼠疫、败血型鼠疫和肺鼠疫。

2.微生物学检验

(1)标本采集:主要采集血液、痰和淋巴结穿刺液。

(2)检验方法及鉴定:鼠疫耶尔森菌为甲类病原菌,传染性极强,故应严格遵守检验操作规程,要求实验室有隔离设施,防鼠、防蚤和严密的个人防护措施;用过的实验器材及物品随时消毒处理。

直接涂片检查:疑似患者、检材或病死鼠的组织材料必须做显微镜检查。①制片:淋巴结、渗出液、骨髓和痰等可直接涂片,血液做成厚滴片,干燥后用蒸馏水裂解红细胞,脏器组织可行切面切片;②固定及染色:待标本干燥后,用甲醇与 95%乙醇或 95%乙醇与乙醚各半之混合固定液固定 10 分钟,待干后染色,一般制片两张,分别用于革兰氏染色和亚甲蓝染色。

分离培养:鼠疫耶尔森菌学检验中分离培养步骤十分重要,分离培养时未污染标本可直接接种血平板,污染标本则需接种选择性培养基,如龙胆紫亚硫酸钠琼脂。经 28～30 ℃培养 24～48 小时后,挑选菌落进行鉴定。

鉴定:根据菌落特征,细菌形态,尤其是 3%氯化钠琼脂上生长呈多形性形态和肉汤中呈"钟乳石"状发育,KIA 结果利用葡萄糖,不利用乳糖,不产 H_2S,

MIU 均为阴性反应,丙氨酸脱氨酶试验呈阴性反应即可初步鉴定。

为做最后鉴定应补充以下试验方法:①噬菌体裂解试验;②动物试验;③免疫学方法。

(二)小肠结肠炎耶尔森菌

1.致病性

本菌为人畜共患菌,动物感染后多无症状,通过消化道传播引起人类肠道感染性疾病。根据感染后定居部位不同,可分为小肠结肠炎、末端回肠炎、胃肠炎、阑尾炎和肠系膜淋巴结炎。除肠道感染外尚可发生败血症、结节性红斑及关节炎等。

2.微生物学检验

(1)标本采集:标本来自被检者粪便、血液、尿液、食物或脏器组织等。

(2)检验方法及鉴定。①分离培养:粪便标本可直接接种于麦康凯、NyE(耶尔森选择性琼脂)或 SS 琼脂,亦可将标本接种于 5 mL、pH 为 7.4,15 mmol/L 磷酸缓冲液(PBS)中,如为食物标本在研碎后加 10 倍量的上述 PBS,置 4 ℃冰箱,分别于 7、14、21 天取上述含菌 PBS 0.1 mL 接种于肠道菌选择琼脂平板,置 25 ℃培养 24～48 小时后,挑选可疑小肠结肠炎耶尔森菌菌落进一步鉴定;②鉴定:根据菌落形态,革兰氏染色的典型形态特点,氧化酶试验阴性,30 ℃以下培养液暗视野观察,其动力呈翻滚状态,KIA 只利用葡萄糖,MIU 试验 22 ℃动力阳性,37 ℃无动力,脲酶试验阳性,即可做出初步鉴定;③血清学鉴定:用小肠结肠炎耶尔森菌 O 因子血清与待检菌作玻片凝集试验。

七、肠杆菌科的其他菌属

除上述主要对人致病的菌属外,肠杆菌科还包括枸橼酸杆菌属、克雷伯菌属、肠杆菌属、沙雷菌属、哈夫尼亚菌属、爱德华菌属和欧文菌属。前四属在临床感染标本中具有较高的分离率。大多属于条件致病菌。

(一)枸橼酸杆菌属

枸橼酸杆菌属包括弗劳地枸橼酸杆菌、异型枸橼酸杆菌和无丙二酸盐枸橼酸杆菌 3 个种,这些细菌广泛分布在自然界,属正常菌群成员,凡粪便污染的物品,均可检出枸橼酸杆菌。

1.致病性

本菌为条件致病菌,常在一些慢性疾病如白血病、自身免疫性疾病或医疗插管术后的泌尿道、呼吸道中检出,可引起败血症、脑膜炎、骨髓炎、中耳炎和心内膜炎等。

2.微生物学检验

(1)标本采集:根据病情可取尿液、痰、血液或脓汁等。

(2)检验方法及鉴定:各类标本在血平板分离培养后根据菌落特征,结合涂片染色结果及氧化酶、发酵型证实为肠杆菌科的细菌,再相继做属、种鉴定。

属的鉴定:由于在 KIA 的反应结果与沙门菌属、爱德华菌属相似,故应予以进一步鉴别。β-半乳糖苷酶、赖氨酸脱羧酶和枸橼酸盐利用 3 个试验枸橼酸杆菌属为＋－＋,沙门菌属为－/＋＋＋,爱德华菌属为－＋－。

种的鉴别:根据产生靛基质、硫化氢、丙二酸盐利用。

(二)克雷伯菌属

本属细菌引起的感染日见增多,其中以肺炎克雷伯菌最为多见。肺炎克雷伯菌分为肺炎克雷伯肺炎亚种、肺炎克雷伯菌臭鼻亚种和肺炎克雷伯菌鼻硬节亚种。

1.致病性

肺炎克雷伯菌肺炎亚种引起婴儿肠炎、肺炎、脑膜炎、腹膜炎、外伤感染、败血症和成人医源性尿道感染。

臭鼻亚种引起臭鼻症,鼻硬节亚种引起鼻腔、咽喉和其他呼吸道的硬节病,催娩克雷伯菌可引起呼吸道和泌尿道感染、创伤感染与败血症等。

2.微生物学检验

(1)标本的采集:肠炎患者采集粪便,败血症者采集血液,其他根据病症分别采集尿液、脓汁、痰、脑脊液、胸腔积液及腹水等。

(2)检验方法及鉴定。①涂片染色:有些标本可直接涂片染色镜检,镜下出现带有荚膜的革兰氏阴性杆菌。②分离培养:将粪便标本接种于肠道选择鉴别培养基,血液标本先经增菌后接种血平板,经37 ℃培养 16～24 小时,取肠道选择鉴别培养基上乳糖发酵的黏性菌落或血琼脂上灰白色大而黏的菌落进行涂片,染色镜检;如有荚膜的革兰氏阴性菌,氧化酶阴性反应,则移种 KIA、MIU、葡萄糖蛋白胨水和枸橼酸盐培养基初步鉴定。③鉴定:初步鉴定,根据 KIA、MIU,结合甲基红试验、V-P 试验、枸橼酸盐利用及氧化酶结果进行初步鉴定;最后鉴定,属的鉴定:关键是克雷伯菌属动力和鸟氨酸脱羧酶均为阴性反应,种的鉴定:肺炎克雷伯菌吲哚阴性和不能在 10 ℃生长,而催娩克雷伯菌吲哚阳性,能在 10 ℃生长,不能在 25 ℃生长。④亚种鉴别:肺炎克雷伯菌 3 个亚种的鉴别关键是 IMViC 试验;肺炎亚种的结果为－－＋＋;臭鼻亚种为－＋－;鼻硬节亚种为

－＋－－；臭鼻和鼻硬节克雷伯菌亚种也可用丙二酸盐利用加以区分,前者阴性,后者阳性。

(三)肠杆菌属

肠杆菌属包括阴沟肠杆菌、产气肠杆菌、聚团肠杆菌、日勾维肠杆菌、坂崎肠杆菌、中间型肠杆菌及河生肠杆菌7个种。

1.致病性

本菌属广泛分布于自然界,在土壤、水和日常食品中常见。阴沟、产气、聚团、日勾维等肠杆菌常导致条件致病,引起呼吸道、泌尿生殖道感染,亦可引起菌血症,引起新生儿脑膜炎。

2.微生物学检验

(1)标本采集:根据临床病症可采集血液、尿液、脓汁、脑脊液及其他材料。

(2)检验方法及鉴定。①与大肠埃希菌的鉴别和肠杆菌的属、种鉴定:主要根据 IMViC 反应结果,肠杆菌属多为－－＋＋,而大肠埃希菌是＋＋－－;肠杆菌属的属、种鉴定参照前述生化反应。②与肺炎克雷伯菌的鉴别:产气肠杆菌、阴沟肠杆菌和肺炎克雷伯菌的 IMViC 结果均为－－＋＋,区别是前两者动力阳性,后者动力阴性。

(四)沙雷菌属

沙雷菌属包括黏质沙雷菌、液化沙雷菌、深红沙雷菌、普城沙雷菌、臭味沙雷菌及无花果沙雷菌。本属菌广泛分布于自然界,是水和土壤中常居菌群,也是重要的条件致病菌。

1.致病性

黏质沙雷菌可导致呼吸道与泌尿道感染。液化沙雷菌存在于植物和啮齿类动物的消化道中,是人的条件致病菌,主要引起呼吸道感染。

2.微生物学检验

血液、尿液、痰、脓液等标本的检验程序和方法可参照克雷伯菌。沙雷菌与其他菌属细菌的根本区别是沙雷菌具 DNA 酶和葡萄糖酸盐阳性。

(五)哈夫尼亚菌属、爱德华菌属及少见的肠杆菌科菌属

1.哈夫尼亚菌属

(1)致病性:蜂房哈夫尼亚菌存在于人和动物粪便中,河水和土壤亦有分布,是人类的条件致病菌,偶可致泌尿道、呼吸道感染、小儿化脓性脑膜炎与败血症。

(2)微生物检验:应注意与肠杆菌属及沙雷菌属的区别。哈夫尼亚菌不利用

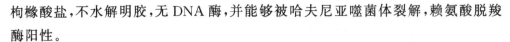

枸橼酸盐,不水解明胶,无 DNA 酶,并能够被哈夫尼亚噬菌体裂解,赖氨酸脱羧酶阳性。

2.爱德华菌属

致病性:多数菌种存在于自然环境中,淡水亦有分布,是鱼类的致病菌,也是人类的一种罕见的条件致病菌。迟缓爱德华菌可导致肠道外感染,作为腹泻病原菌尚未确定。

参考文献

[1] 贾天军,李永军,徐霞.临床免疫学检验技术[M].武汉:华中科学技术大学出版社,2021.

[2] 李玲玲.现代临床检验医学[M].昆明:云南科技出版社,2019.

[3] 李明洁.实用临床检验[M].沈阳:沈阳出版社,2020.

[4] 杨春霞.临床检验技术[M].长春:吉林科学技术出版社,2019.

[5] 朱光泽.实用检验新技术[M].北京:中国纺织出版社,2021.

[6] 别俊.现代检验技术与应用[M].长春:吉林科学技术出版社,2019.

[7] 郑铁生,鄢盛恺.临床生物化学检验[M].北京:中国医药科技出版社,2020.

[8] 李金文.现代检验医学技术[M].长春:吉林科学技术出版社,2019.

[9] 高海燕,刘亚波,吕成芳,等.血液病临床检验诊断[M].北京:中国医药科学技术出版社,2021.

[10] 胡旭.新编临床检验医学[M].长春:吉林科学技术出版社,2019.

[11] 向焰.当代检验医学与检验技术[M].哈尔滨:黑龙江科学技术出版社,2020.

[12] 唐恒锋.实用检验医学与疾病诊断[M].开封:河南大学出版社,2021.

[13] 黄华.新编实用临床检验指南[M].汕头:汕头大学出版社,2021.

[14] 李玉中,王朝晖.临床医学检验学[M].北京:中国协和医科大学出版社,2019.

[15] 周璐.检验学基础与应用[M].北京:科学技术文献出版社,2019.

[16] 向延根.临床检验手册[M].长沙:湖南科学技术出版社,2020.

[17] 严永敏,张徐.临床分子生物检验学[M].北京:科学出版社,2020.

[18] 曹毅.现代检验技术与应用[M].长春:吉林科学技术出版社,2019.

[19] 崔巍.医学检验科诊断常规[M].北京:中国医药科技出版社,2020.

[20] 褚婷婷,李志霞,李晓燕,等.现代临床检验[M].北京:科学技术文献出版社,2019.

[21] 权志博,李萍,郑峻松.临床检验基础[M].武汉:华中科学技术大学出版

社,2020.

[22] 张丽娜.现代临床检验医学[M].长春:吉林科学技术出版社,2019.

[23] 伊正君,杨清玲.临床分子生物学检验技术[M].武汉:华中科技大学出版社,2020.

[24] 张琦.临床检验技术常规[M].长春:吉林科学技术出版社,2019.

[25] 吕世静,李会强.临床免疫学检验[M].北京:中国医药科技出版社,2020.

[26] 佟威威.临床医学检验概论[M].长春:吉林科学技术出版社,2019.

[27] 蒋小丽.临床医学检验技术与实践操作[M].开封:河南大学出版社,2020.

[28] 李萍,李树平.临床检验基础实验指导[M].武汉:华中科学技术大学出版社,2020.

[29] 姜旭淦,鞠少卿.临床生化检验学[M].北京:科学出版社,2020.

[30] 吴正吉.微生物学检验[M].北京:中国医药科技出版社,2019.

[31] 石博,闻春艳,黄可欣.病理检验学实验技术与方法[M].长春:吉林大学出版社,2020.

[32] 郑作峰.实用临床检验[M].长春:吉林科学技术出版社,2019.

[33] 马素莲.临床检验与诊断[M].沈阳:沈阳出版社,2020.

[34] 李爱军.实用检验与临床[M].沈阳:沈阳出版社,2019.

[35] 高洪元.免疫学检验理论与临床研究[M].西安:陕西科学技术出版社,2021.

[36] 程义新.糖化血红蛋白测定在糖尿病诊断中的临床意义分析[J].糖尿病新世界,2021,24(2):49-51.

[37] 徐丹丹.尿干化学检验与尿沉渣检验在临床尿液检验中的应用分析[J].中国医药指南,2022,20(11):103-105.

[38] 朱丹萍,陈建芸,陈清兰,等.KRJ自动粪便检验仪在消化道出血及寄生虫感染检测中的应用[J].检验医学与临床,2018,15(20):3114-3116.

[39] 李海霞.尿沉渣镜检与尿干化学检验在尿液检验中的作用[J].中国医药指南,2021,19(1):122-123.

[40] 张乃丹.结、直肠癌患者粪便检验及血清 CEA、CA19-9、CA242、CA724、TPA 等 5 项肿瘤标志物的水平变化意义[J].中国医药指南,2018,16(10):11-12.